CTおよび内視鏡検査者になくてはならない

# 消化器マルチスライスCT技術

― 消化器撮影のための二次元，三次元画像の構築 ―

編集 小倉 敏裕 群馬県立県民健康科学大学診療放射線学部 教授

著者 小倉 敏裕 群馬県立県民健康科学大学診療放射線学部 教授
     猪狩 功遺 癌研究会有明病院消化器内科 副部長
     小泉 浩一 東京都立駒込病院内科 医長
     浅原 新吾 癌研究会有明病院消化器内科

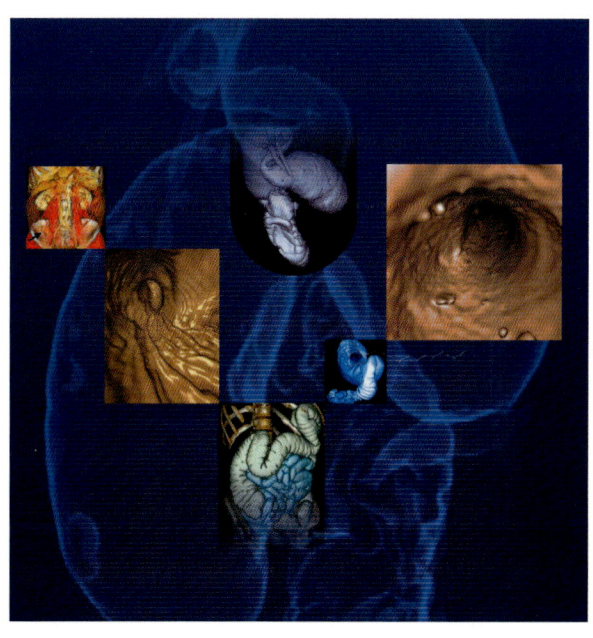

永井書店

# 推薦の言葉

　私の記憶は1994年の3月初旬にまで遡る。それはハワイのマウイ島で開催された第23回北米消化器放射線学会(Society of Gastrointestinal Radiologists；SGR)におけるあまりにも衝撃的な出来事であった。このときの会長は旧知のDavid Gelfand教授。私は学会最初のワークショップで日本の胃二重造影法という当時では既に古典的になりつつあった話題を担当しなければならなかったので、発表の直前まで構想がまとまらずプログラム全体に眼を通す余裕などなかった。しかし、唯一気になった演題があった。それはVining DJによるVirtual colonoscopyであった。

　10年以上も前のことなので当時のプログラムは消えうせてしまい、ことの順序がどうであったのかまでの記憶は既にないが、この発表は所謂fly through methodであった。直腸から盲腸まで、ちょうど一度も止まることなくスムーズに挿入できた内視鏡検査のように大腸の内腔が展開していく様が映し出されていた。そして驚いたのは、この連続画像のモデルになったのはDr. Viningのボスであり、学会長のGelfand教授であった。

　中年を過ぎた男性なのだから、ポリープの1個や2個あってもよさそうなものだったが、内腔は大雑把にいえばclean colonともいうべきものであったのだろう。というよりも、CTの三次元データを使えばこのようなこともできるのだ、という理論を実践的に示したことにDr. Viningの発表の意義は十分にあった。そして、この発表以後、そのビデオが終日学会場のロビーの大きなモニターに流されているのを私は横目にしながら、焦りというよりも羨望にも似た感情に囚われ始めていた。そこに感じたのはアメリカの底力である。CTやMRIの世界では医師がどんなに優れたアイデアを思いついてもそれを理論化し、さらに理論を実践にまでこぎつけるためには工学系の人材と共同研究をしなければならない。私がこの学会で得た唯一の収穫はこのことであった。

　当時、既に工学系、特にコンピュータサイエンスの分野と医学部との共同研究は日本の大学においてもごく普通に行われていたであろう。しかし、癌研病院でこのような大がかりな研究をするにはどうすればよいのだろうか。癌研の研究所の物理部との共同研究はそれまでにも小規模ながら経験がある。しかし、人はともかく、物と金ということになればいかんともし難い現実がそこにあった。

　この学会から戻って間もなく、私は当たって砕けろの心境で東芝メディカルの技術陣と会うことにした。同時に、小倉君に白羽の矢を立てた。技術陣に学会での出来事を話しプログラムを見せて反応を待った。彼らがどんな反応を示すかにかけたのである。二つ返事とはいかなかったが、小倉君の眼は輝いていた。あとは物と環境を整備するのが私の仕事である。当時の癌研のCTは東芝製のTCT 900 Sという装置であり、まがりなりにもヘリカルCTとしての機能を有していた。

幸いなことに、東芝メディカルは当時会社で使っていた2台のワークステーションのうちの1つを貸してくれるという。共同研究の目処がついた。あとはデータの収集をどうするかである。大腸内視鏡検査と上部消化管内視鏡検査で異常所見をみつけた患者にモデルになってもらうことにした。ここで著者の1人、小泉が大きな役割を果たした。そして小倉君との連携が徐々に機能し始めた。

　当時を回顧してこのように書くのは簡単だ。しかし、常に混雑しているCTの検査のほんの僅かの隙間を利用してデータを構築し、検査がすべて終わってからそのデータをもとに手探りで画像を再構成する。こういう仕事を小倉君と何人かの同僚たちは、遅々とした歩みの中にも開始したのである。学会で受けた衝撃から半年も経っていなかった頃のことである。

　コツコツと症例を積み重ねる作業とは、言うはやすいが行うは難しである。決して上等とはいえないCT装置、1枚の画像を得るために要する気が遠くなるような時間。幸いにして症例に恵まれたとしても、劣悪な作業環境に出口がみえなかった。しかし、小倉君たちはそんな状況にめげることなく努力を重ねた。そして気がついてみると、まるで苦労が加速度を生み出す如くに症例が集まるようになっていた。

　やっとまともな機種が使えるというときになった。だが、データには互換性がなくなった。われわれの仕事が研究という名に値するものであれば、機種を決定する任にあるものは、そのくらいのことは忖度すべきではないか。私自身はこの決定を批判したが、若い小倉君たちは不満を新たなエネルギーに昇華させ、さらなる努力を惜しまなかった。そして次々と論文を書き始めた。

　バリウム診断育ちの古典派である私の眼からみれば、CT画像に作者の個性を読み取ることができるものだろうかと考えるときがある。おそらく否であろう。表現されるのはコンピュータの性能くらいであろう。だからこそなんの変哲もない本書のCT画像の1枚1枚に私は小倉君たちの歴史というよりも、歴史的な事実の積み重ねを感じてもらいたい。

　「歴史というものは虹のようなものである。それは近くに寄って、くわしく見れば見えるというものではない。近くに寄れば、その正体は水玉に過ぎない」と書いたのはオーエン・バーフィールドという言語学者である（渡辺昇一，矢沢永一：封印の現代史．ビジネス社）。10年という一昔にしか過ぎない時間の中にも水玉の如く無数の歴史的な事実があった。それらは苦労、挫折、そして喜びを伴うものであったに違いない。今、本書を上梓するにあたって、10年の歴史が虹のように見えているか。それは小倉君自身の問題である。

　放射線科の世界で、放射線技師は常に医師の後塵を拝してきた。放射線技師が主導的な立場を築きつつあるバリウム診断にしても、彼らの立場は決して安泰ではない。その意味において、小倉君の仕事は放射線技師の未来像を示している。それは、放射線技師が医師に必要な情報、言い方を換えれば、患者にとって不可欠な情報を提供するために

医師と対等な立場から医師をサポートすることである。このサポートには研究支援的な要素が大きな部分を占めることはいうまでもない。10年前、私がSGRで感じたアメリカの研究支援システムに日本が追いつくことができるかどうかは、小倉君のような人材を今後どれだけ多く生み出すことができるかどうかにかかっている。それにしても、研究的な目的のみのためにCTとその周辺機器を具備し、医学・工学系の研究者がそこに集う環境をわが国で実現することが可能であろうか。

　最後に、この本の共著者たちが放射線科の医師ではなく、内科の医師であることの特徴にも言及しておかなくてはならない。善し悪しはともかく、わが国においては、画像診断の担い手は一般的には放射科に属する医師たちである。だが、癌研では臓器別に診断と治療のチームが合体しており、診断の仕事もそのチームの主たる仕事になっていた。小泉は消化管のバリウム診断と内視鏡診断の立場で小倉君と新たな仕事を始めた。猪狩、浅原の2人も内科の医師として肝・胆・膵の診断とinterventional radiologyを担当している。

　このシステムは変則的ではあるが、患者と直接接しているという意味において彼らの記述は放射線科的なそれとは一味違うような気がする。そして、そこにこの本の特徴があるのだろう。臨床的に必要と思う情報を自らが創り出す。その思いを本書に掲載した画像と記述の中にどれほど込めることができたのか。それは読者の判断にかかっている。

　　平成17年3月吉日

　　　　　　　　　　　　　　　　　　(財)早期胃がん検診協会　理事長　　丸山雅一

# ● 序　　文 ●

　大腸の三次元画像構築の始まりは1994年、日本消化器集団検診学会における Digital Ragiography 関係の発表直前、順番を待っているときの丸山雅一先生との雑談からでした。その雑談は「CTを使って大腸の中を観察する画像を作成できるか？」という当時の丸山先生との共同研究の内容からはかなりかけ離れたものでした。そのさらに数年前からCTの三次元画像作成に取り組み、胃の三次元構築を行っていたため自信をもって「できます」。私は興奮気味で自分の発表の順番が来て名前を呼ばれても話を続けようとして、「発表の順番だよ」と先生に促された思い出が残っています。丸山先生は常に将来を見、ワールドワイドな視野をもち、何ヵ国もの言語を使いこなし、癌研に就職した頃からの私が憧憬していた先生でした。先生の姿を見、進歩し続ける人間になりたいと切望し、今現在、学生にも学科で教える知識以上に仕事をしていくうえでの姿勢の大切さを伝えています。

　また、本書は海老根精二先生の御支援によって誕生したということを記しておかなければなりません。本書を生み出すために、さまざまなアドバイスを頂戴し、数多くの先生の著書や文献をお送り頂きました。高度な医療技術を習得しながら、他の医療従事者とのかかわりの中で診療放射線技師はどのような姿勢で将来に向かって挑んでいかなければならないか、この非常に重要で基本的なことを海老根先生からお教え頂き授業の中に反映させてもらっています。本書もその姿勢をベースに診療放射線技師ができる新しいこと、1人でも多くの患者さんが苦しまないよう、安全で楽な検査ができる方法を広く知ってもらおうと書いたつもりです。

　御執筆願いました猪狩功遺先生、小泉浩一先生、浅原新吾先生には本当に忙しい診療業務の中で時間を割いて原稿を執筆頂き深く感謝しております。患者さんの"がんの病から解放されたい"という本当の願い、心の声を受け止め、子細に目を配って最善の治療をされている日々の先生方の姿をみると傍にいる技術者として尊敬をするのが当たりまえと思うほどです。その猛烈に忙しい診療業務という、歴然とした事実の中で原稿を頂いたということは私にとって大きな喜びです。

　一方、画像を作成するにあたり、東芝メディカルシステムズ(株)の方々には Xtension をお借りし、さまざまな技術的支援を頂きました。また、三次元画像の構築において、最新の Virtual place を利用させて下さいました(株)AZE 畦元将吾社長に御礼申し上げます。GE 横河メディカルシステム(株)の方々、第一製薬(株)の一條均様からもさまざまなアドバイスを頂き御礼申し上げます。

　群馬県立大学移籍後も癌研究会附属病院で研究をさせて頂けたのは癌研究会附属病院院長　武藤徹一郎先生、放射線診断科部長　河野敦先生、共著者である小泉浩一先生、放射線部診断チーム井上信夫技師長はじめ多くの放射線部、内科、内視鏡部門の方々のお

陰で、診断部へお伺いしても笑顔で迎えて頂き、秒単位で仕事をこなしていく忙しい検査現場の中で多くの御協力を頂きました。本当に深く御礼を申し上げたいと思います。特にCT室の高津一朗氏、根岸亮一氏にはいつも原稿の校閲をお願いし、たくさんの貴重な御指摘を頂き、感謝の念に堪えません。また、永年にわたって御指導を賜わりました岐阜大学医学部教授 藤田廣志先生に御礼申し上げます。

最後に本書の出版に御快諾下さいました永井書店の高山静編集長ならびに編集に御尽力頂いた渡邉弘文様に深く感謝致します。

本書は内視鏡医師、放射線科医師、診療放射線技師の方々などが病院の内視鏡検査室、CT室、医局、技師室で即時参照できる参考書として活用して頂けたら幸いです。

困難な内視鏡検査に悩んでおられる方々の一助となれば大きな喜びですし、1人でも多くの患者さんが苦しまずに安全で正確な検査ができることを願います。

平成17年3月吉日

小倉敏裕

# ■ 目　次

## CEAPTER 1　マルチスライス CT の基礎
(小倉敏裕)

1. Multi detecter-row CT ……………………………………………………1
2. アイソトロピックボクセル ………………………………………………2
3. アーチファクト ……………………………………………………………3
4. テーブルスピード、スライス厚と線量の関係 …………………………5
5. 被曝の低減 …………………………………………………………………8
6. 64 列 MDCT に向けた新しい技術 ………………………………………9

## CEAPTER 2　マルチスライス CT を用いた画像作成
(小倉敏裕)

1. 画像処理装置 ………………………………………………………………11
2. 二次元、三次元画像構築法の基礎 ………………………………………12
3. 撮像について ………………………………………………………………13

## CEAPTER 3　撮像法と二次元、三次元画像作成の実際
(小倉敏裕)

### 1. 大腸 ─────────────────────────── 15
1. CT による大腸検査法 ……………………………………………………15
2. 大腸 CT 三次元画像 ………………………………………………………16
3. CT colonography 作成の実際 ……………………………………………24

### 2. 胃 ──────────────────────────── 30
1. CT による胃の検査法 ……………………………………………………30

### 3. 十二指腸 ─────────────────────────── 33
1. CT による十二指腸検査法 ………………………………………………33

### 4. 小腸 ─────────────────────────── 36
1. CT による小腸検査法 ……………………………………………………36

### 5. 肝臓 ─────────────────────────── 39
1. 肝臓のマルチボリューム表示 ……………………………………………39

2．肝臓の仮想静脈内視鏡 ……………………………………………… 42

## 6．胆嚢、胆管 ─────────────────────────── 45
　　1．ERC-CT …………………………………………………………… 45
　　2．胆管 ………………………………………………………………… 48
　　3．DIC-CT …………………………………………………………… 49

## 7．膵臓 ────────────────────────────── 52
　　1．MDCTを用いた膵臓の検査 ……………………………………… 52
　　2．膵の横断、MPR画像 …………………………………………… 52
　　3．カーブドスラブMin IP画像 ……………………………………… 54
　　4．膵の三次元画像 …………………………………………………… 56

# CEAPTER 4　マルチスライスCT検査の臨床的意義

## 1．大腸 ────────────────────────────── 58
### 1 CT colonographyによる三次元画像と内視鏡、注腸二重造影像との比較 ────────────────────（小泉浩一） 58
　　1．CT colonographyによる大腸三次元表示 ……………………… 58
　　2．検査方法 …………………………………………………………… 62
　　3．大腸癌の存在診断 ………………………………………………… 66
　　4．深達度診断 ………………………………………………………… 67
　　5．リンパ節の診断 …………………………………………………… 67
　　6．支配血管の診断 …………………………………………………… 67
　　7．大腸癌をターゲットとするCT colonographyの利点・欠点 …… 68
### 2 仮想注腸画像と注腸二重造影像 ──────────（小泉浩一） 70
### 3 CT colonographyによる大腸表面型病変、微小病変の診断 ──────────────────（小泉浩一） 73
### 4 CT colonographyにおけるsm癌の評価 ────（小倉敏裕） 79
### 5 CT colonographyの大腸癌スクリーニングへの可能性 ──────────────────────────（小泉浩一） 81
　　1．スクリーニングの方法 …………………………………………… 81
　　2．検診発見大腸癌の特徴 …………………………………………… 82

## 2．胃 ─────────────────────────（小倉敏裕） 88

## 3．小腸 ────────────────────────（小泉浩一） 90

## 4．肝臓 ────────────────────────（猪狩功遺） 94

## 5. 胆嚢 ────────────────────────（浅原新吾）101
    1. 正常粘膜パターン……………………………………………101
    2. 胆石……………………………………………………………101
    3. 胆嚢ポリープ（腺腫）………………………………………102
    4. 胆嚢腺筋腫症…………………………………………………103
    5. 胆嚢癌…………………………………………………………104
    6. 正常胆管粘膜…………………………………………………106
    7. 胆管結石………………………………………………………106
    8. 胆管癌…………………………………………………………107

## 6. 膵臓 ────────────────────────（浅原新吾）110
    1. 膵頭部十二指腸乳頭部近傍の描出…………………………110
    2. 膵・胆管合流異常……………………………………………111
    3. 通常型膵癌……………………………………………………113
    4. 膵管内乳頭粘液性腺癌………………………………………114

## 7. 十二指腸 ──────────────────────（浅原新吾）116
    1. 乳頭部の描出とその工夫……………………………………116
    2. 膵頭部、十二指腸周囲の脈管の描出………………………117

# CEAPTER 5　マルチスライスCT―今後の展望―

## 1. 大腸 ────────────────────────（小泉浩一）118
    1. 癌のStaging …………………………………………………118
    2. 立体表示………………………………………………………118
    3. Coloring ………………………………………………………118
    4. CT colonographyの画像診断支援……………………………119

## 2. 肝・胆・膵 ─────────────────────（猪狩功遺）121
    1. 肝・胆・膵領域のマルチスライスCTの現状 ……………121
    2. マルチスライスCTの問題点 ………………………………122
    3. 肝・胆・膵疾患の診断におけるマルチスライスCTへの期待と
       今後の運用……………………………………………………123

## 3. これからの消化器マルチスライスCT ──────────（小倉敏裕）124
    1. CT撮影1回臓器一括診断……………………………………124
    2. CT colonographyの現況 ……………………………………125
    3. CT colonographyのためのCAD ……………………………125
    4. CADの落とし穴………………………………………………126
    5. CADの将来……………………………………………………126
    6. 今後のMDCT…………………………………………………127

## ■本書で用いられている略語

| 略語 | 英語表記 | 訳語 |
| --- | --- | --- |
| 3D-MPR-CT | 3D-multiplanar reconstruction-CT | MPRと3D-CT画像の合成表示を行ったもの |
| CTG | CT gastrography | CTによる胃の検査 |
| DIC | Drip infusion cholangiography | 点滴注入胆囊胆管造影法 |
| DIC-3D-CT | Drip infusion cholangiography-3D-CT | DICによる3D-CTイメージング |
| DIC-CT | Drip infusion cholangiography-CT | DICによるCT検査 |
| ERC | Endoscopic retrograde cholangiography | 内視鏡的逆行性胆管造影法 |
| ERCP | Endoscopic retrograde cholangiopancreatography | 内視鏡的逆行性胆管膵管造影法 |
| ERP | Endoscopic retrograde pancreatography | 内視鏡的逆行性膵管造影法 |
| EST | Endoscopic sphincterotomy | 内視鏡的乳頭括約筋切開術 |
| EUS | Endoscopic ultra sound | 超音波内視鏡検査 |
| FOV | Field of view | 撮影領域 |
| FP | False-positive | 偽陽性 |
| H.U. | Hounsfield unit | ハンスフィールドユニット、CT値 |
| IDUS | Intraductal ultrasound | 管腔内超音波検査 |
| IFOBT | Immunological fecal occult blood test | 免疫学的便潜血検査 |
| IPD | Inferior pancreaticduodenal artery | 下膵十二指腸動脈 |
| IPMT | Intraductal Papillary-Mucinous Tumor | 粘液産生性膵腫瘍 |
| IVR | Interventional Radiology | インターベンショナルラジオロジー |
| MDCT | Multi detector-row CT | 多列検出器型CT（マルチスライスCT） |
| Min IP | Minimum intensity projection | 最小値投影 |
| MIP | Maximum intensity projection | 最大値投影 |
| MPR | Multiplanar reconstruction | 多断面変換表示 |
| MRCP | MR-cholangiopancreatography | MR胆管膵管造影法 |
| MTD | Multiple threshold display | マルチプルシュレショールドディスプレイ |
| NIH | National Institutes of Health | アメリカ国立衛生研究所 |
| Partial MIP | Partial maximum intensity projection | 部分的最大値投影法 |
| PTC | Percutaneous transhepatic cholangiography | 経皮経肝胆道造影検査法 |
| SMV | Superior mesentric vein | 上腸間膜静脈 |
| SSD | Shaded surface display | シェーデッドサーフェースディスプレイ |
| US | Ultra sound | 超音波検査 |
| VCF | Virtual colonoscopic fluolography | バーチャルコロノスコピックフルオログラフィ |
| カーブドMPR | Curved multiplanar reconstruction | カーブド多断面変換表示 |
| カーブドスラブMin IP | Curved slab minimum intensity projection | カーブドスラブ最小値投影法 |
| レイサム | Ray sum | 総和値投影 |

# CHAPTER 1 マルチスライスCTの基礎

## 1. Multi detector-row CT

1968年にCTが発明され、その30年後である1998年にマルチスライスCTが登場した[1)2)]。なお、マルチスライスCTはMulti detector-row CT(以下、MDCT)とも呼ばれている。このMDCTはスキャンの高速性と広範囲性を生かし、時間分解能、空間分解能の向上およびスキャン範囲の拡大により、新しい検査方法を生み出すことを可能とした[3)]。当初検出器は4列であったが、近年多列化が進み、現在では64列のものが開発され全身を数秒で撮影できるようになった[4)]。MDCTは図1に示すように、被写体の周りに従来1列であった検出器を体軸方向に多列化し、1回のスキャンで複数枚数のスライスデータを収集する装置である。一般に16列といわれる装置の場合、検出器が16列あるのではなく、例えば0.5 mm幅の検出器が中央に16列、両側に12列の1 mm幅の検出器が並んでいて、この検出器の組み合わせによりさまざまなスライス厚で16列分の画像データを収集する。但し、32列、64列と検出器の多列化が進むと、一度に撮影できるスライス数は増加するが、逆に厚いスライスでの撮影は不可能となる。例えば16列のMDCTでは5 mmや8 mmといった比較的厚いスライスによる16列同時撮影は不可能である。これは、一つひとつの検出器の幅は微細化され、薄いスライスでの撮影を可能としたが、検出器全体の幅が広くなっていないためである。検出器全体の幅を広くするとX線のビーム幅も広くなるため照射角度

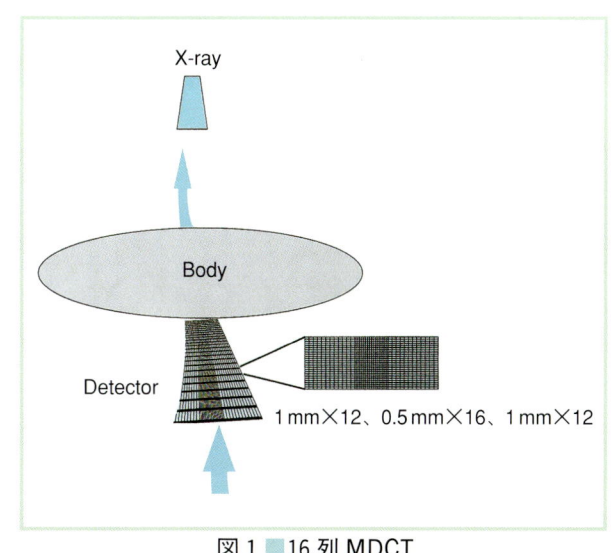

図1 ■ 16列MDCT
検出器が16列あるのではなく、例えば0.5 mm幅の検出器が中央に16列、両側に12列の1 mm幅の検出器が並んでいて、この検出器の組み合わせでさまざまなスライス厚で16列分の画像データを収集する。

による影響が無視できなくなり、また、散乱線の増加により画質が劣化する。よって、スクリーニングなど、厚いスライス厚の画像が必要な場合は16列以上のMDCTの導入ではなく、目的にあった検出器を有する装置の導入を考慮すべきである。

　MDCTが導入された頃、Helical pitch(以下、ヘリカルピッチ)は管球1回転あたりのテーブル移動距離を検出器の素子の幅で除するものであった(ディテクタピッチ)。例えば検出器の素子の幅が1.0 mmの場合、6.0 mm/管球1回転の速度でテーブルが移動したときヘリカルピッチは6となる。この定義ではスキャンの速さがわかりやすく、検出器の組み合わせも考えやすくオペレータにとって好都合であった。しかし、現在では従来のシングルヘリカルスキャンCTと同様、1回転あたりのテーブル移動距離をビーム幅で除した値(ビームピッチ)に変更された。

　　　ヘリカルピッチ(ビームピッチ)＝管球1回転あたりのテーブル移動距離/ビーム幅

　16列のMDCTの場合、検出器の幅が1.0 mmで6.0 mm/管球1回転の速度でテーブルが移動した場合ビーム幅は16 mmとなるので、ヘリカルピッチは6/16＝0.375となる。本計算方式では被曝に関して理解しやすいという利点がある。

　ヘリカルピッチの選択によっては画像データに干渉が起きる場合があり、再構成画像に乱れが生じる。よって、任意のヘリカルピッチについて撮影の最適条件を探し出すことが重要であり、また、ヘリカルピッチごとによって線量を考慮しないと画質が変化してしまう。高速スキャンを行った場合、1枚のスライスに対して線量が不足して画質が低下し、低速スキャンでは線量が過多となり余分な被曝を与えてしまう。このようにヘリカルピッチの選択は干渉の起きないピッチの値、および線量を息止め可能な時間に合わせて選ばなければならないため、複雑な計算や経験を必要とする(3.「アーチファクト」3頁参照)。

## 2. アイソトロピックボクセル

　通常の横断面の画像において縦横の空間分解能と体軸方向の空間分解能が等しくなった場合をアイソトロピックボクセルと呼んでいる[5]。これはデータの間隔がX、Y、Z軸方向に対して等しいということではなく、解像度的に等方性のデータと解釈すべきである。例えば縦横512×512ピクセルで画像表示されている場合、撮影領域(Field of view；FOV)が320 mmであれば1ピクセルは320/512で0.625 mmとなる。すなわち1スライス厚が0.625 mmであればFOVが320 mmのとき、名目上アイソトロピックボクセルであるといえる。しかし、実際上のアイソトロピックボクセルは縦横と体軸方向の実測した空間分解能で評価し、すべての分解能が等しくなった場合をいい、テーブルスピードにも影響される。X、Y、Z軸方向のデータ間隔でアイソトロピックボクセルを追求し、0.5 mmスライス厚、0.5 mmピッチで撮影すると逆にZ軸方向(体軸方

向)の空間分解能が勝ってしまい、逆にアイソトロピックボクセルデータでなくなってしまうこともある。

## 3. アーチファクト

　CT画像にはさまざまなアーチファクトが存在する[6]。まず従来のCT装置でもみられる激しいアーチファクトを生じるものとして、体内に高吸収物質が存在する場合に出る図2のメタルアーチファクトがある。次に発生する可能性が高いものに図3のような消化管の蠕動運動や心臓の動き、呼吸性の動き、体動によるモーションアーチファクトが挙げられる。特に消化管撮影を目的とする場合は、蠕動運動によるモーションアーチファクトに対する対策が重要で、予防策として抗コリン剤の使用などが必要である。

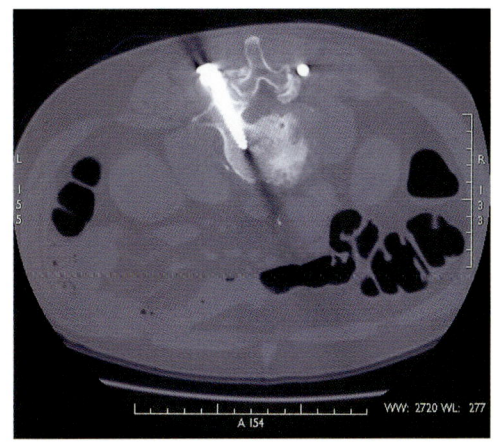

図2 ■ メタルアーチファクト

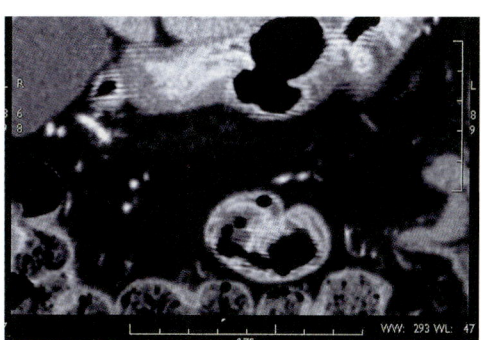

図3 ■ モーションアーチファクト
十二指腸周辺のcoronal画像に現れた横方向の多数の筋が蠕動運動によるモーションアーチファクトである。

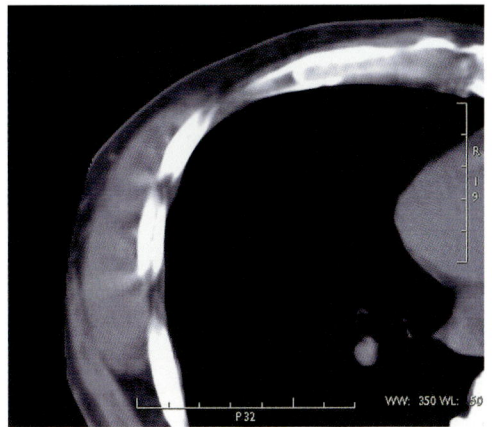

図4 ■ コーンビームアーチファクト

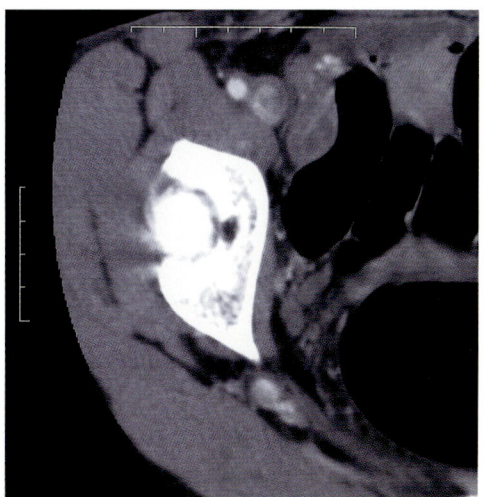

図5 ■ ウインドミルアーチファクト
大腿骨頭周辺に渦巻状のアーチファクトが発生している。

MDCT特有のアーチファクトとして図4に示すコーンビームアーチファクトがある。これは、検出器の多列化に伴って、X線ビームのコーン角(64列のMDCTで3.4度程度)を広げなければならない。この広がりによりFOVの周辺領域にあるデータが、管球が180°回転してきたときに検出できなくなるために発生する。また、MDCTで必然的に発生するアーチファクトとして図5に示すウインドミルアーチファクトがある。これは、スキャン方向に複雑な形状で骨などの高吸収な物質が存在している場合、pag-ing(以下、ページング)表示を行うとクルクル回転するように風車状アーチファクトとして出てくる。2004年4月に開催された第55回画像分科会シンポジウムにて伊藤俊英氏がこのアーチファクトについて詳しく解説している[7]。解説によると、このアーチファクトは画像再構成アルゴリズムに依存しているわけではなく、どのようなアルゴリズムでも発生するとしている。これはサンプリング関係に依存しているもので、このアーチファクトを有する横断(以下、axial)画像を用いMultiplanar reconstruction(以下、MPR)画像を作成すると偽像として現れ、また、三次元構築を行うと、血管が蛇腹状に描出されてしまう。これらを補正するにはZ-フィルタやアダプティブフィルタを使用するなどがあるが、基本的にはアンダーサンプリングが原因なので、サンプリングを多くすることが解決法となる。現状ではヘリカルピッチの選択により解決が可能となる。ヘリカルピッチ(ビームピッチ)とは前述したが、管球1回転あたりのテーブル移動距離がビーム幅に対して何倍かという規定であり、計算によって1スライスあたりの厚さが出てくるが、実際のスライス厚の半値幅はその値より広がってしまう。また、半値幅はヘリカルピッチによって変化してくる。そこで半値幅によってサンプリングパターンを決めていかないとエラーが生じアーチファクトが発生する。実際には次式によって割算してあまりを求め、いかなるパターンでもあまりが一致するようなヘリカルピッチを求めることによってアーチファクトを防ぐことができる。

$$\varDelta T(Ts、Sw、i) = mod(Ts、Sw/i)$$

Ts：table speed、テーブルスピード(mm/rot)
Sw：effective slice width、半値幅(mm)
i ：number

実際の計算方法として、例えば半値幅が0.82 mmとし、テーブルスピードが6.0 mm/rotの場合、i=2では6.0÷(0.82/2)=14あまり0.26となり、i=4では6.0÷(0.82/4)=29あまり0.055となる。これを表1のようなエクセルシートで計算させ、いかなるiでもあまりが一致するヘリカルピッチを探すことによって、ベストヘリカルピッチをみつけることができる。表1では、半値幅が0.82で、テーブルスピード6.6 mm/rotのとき、すなわちヘリカルピッチが0.55のとき、あまりはすべて0.04とな

**表1** 実測スライス厚が0.82 mmの場合の妥当なヘリカルピッチ(ビームピッチ)を探し出すためのエクセルシート

いかなるi=2、3、4...でもあまりが一致するヘリカルピッチを探すことによってベストヘリカルピッチを見つけ出すことができる。
(伊藤俊英氏、第55回画像分科会シンポジウムにて講演)

| テーブルスピード (mm/rot) | ヘリカルピッチ | 剰余 i=2 | i=3 | i=4 | i=5 | i=6 | i=7 |
|---|---|---|---|---|---|---|---|
| 6.000 | 0.500 | 0.260 | 0.260 | 0.055 | 0.096 | 0.123 | 0.026 |
| 6.100 | 0.508 | 0.360 | 0.087 | 0.155 | 0.032 | 0.087 | 0.009 |
| 6.200 | 0.517 | 0.050 | 0.187 | 0.050 | 0.132 | 0.050 | 0.109 |
| 6.300 | 0.525 | 0.150 | 0.013 | 0.150 | 0.068 | 0.013 | 0.091 |
| 6.400 | 0.533 | 0.250 | 0.113 | 0.045 | 0.004 | 0.113 | 0.074 |
| 6.500 | 0.542 | 0.350 | 0.213 | 0.145 | 0.104 | 0.077 | 0.057 |
| 6.600 | 0.550 | 0.040 | 0.040 | 0.040 | 0.040 | 0.040 | 0.040 |
| 6.700 | 0.558 | 0.140 | 0.140 | 0.140 | 0.140 | 0.003 | 0.023 |
| 6.800 | 0.567 | 0.240 | 0.240 | 0.035 | 0.076 | 0.103 | 0.006 |
| 6.900 | 0.575 | 0.340 | 0.067 | 0.135 | 0.012 | 0.067 | 0.106 |
| 7.000 | 0.583 | 0.030 | 0.167 | 0.030 | 0.112 | 0.030 | 0.089 |
| 7.100 | 0.592 | 0.130 | 0.267 | 0.130 | 0.048 | 0.130 | 0.071 |
| 7.200 | 0.600 | 0.230 | 0.093 | 0.025 | 0.148 | 0.093 | 0.054 |
| 7.300 | 0.608 | 0.330 | 0.193 | 0.125 | 0.084 | 0.057 | 0.037 |
| 7.400 | 0.617 | 0.020 | 0.020 | 0.020 | 0.020 | 0.020 | 0.020 |
| 7.500 | 0.625 | 0.120 | 0.120 | 0.120 | 0.120 | 0.120 | 0.003 |
| 7.600 | 0.633 | 0.220 | 0.220 | 0.015 | 0.056 | 0.083 | 0.103 |
| 7.700 | 0.642 | 0.320 | 0.047 | 0.115 | 0.156 | 0.047 | 0.086 |
| 7.800 | 0.650 | 0.010 | 0.147 | 0.010 | 0.092 | 0.010 | 0.069 |
| 8.000 | 0.667 | 0.210 | 0.073 | 0.005 | 0.128 | 0.073 | 0.034 |

り、これがベストヘリカルピッチとなる。また、テーブルスピード7.4 mm/rotのとき、すなわちヘリカルピッチが0.617のとき、あまりはすべて0.02となり、これもまたベストヘリカルピッチとなる。

一方、ボリュームデータ取得後の補間データ間隔がMDCTにおいて画質的に妥当と考えられるのは

　　　補間データ間隔＝0.5×スライス厚

であるとされている。

## 4. テーブルスピード、スライス厚と線量の関係

マルチスライスCTを用いた消化管撮影に関して、テーブルスピード、スライス厚、画像と線量の関係を簡単に解説する。図6に示すアクリル製の、さまざまな深さ(0.5～10 mm)と口径(1～10 mm$\phi$)を有する陥凹がある模擬陥凹病変ファントムを用い陥凹病

変の同定能を調べた。実験は図7のようにファントムをX線人体等価物質であるMix-DP 2枚で挟み、さまざまなスライス厚、テーブルスピードで撮像し三次元画像を構築した。図8にテーブルスピード一定の場合のスライス厚の変化による画像への影響を示す。なお、撮影条件は120 kV、100 mA、0.8 secで、axial画像はFOV 250 mm$\phi$、1

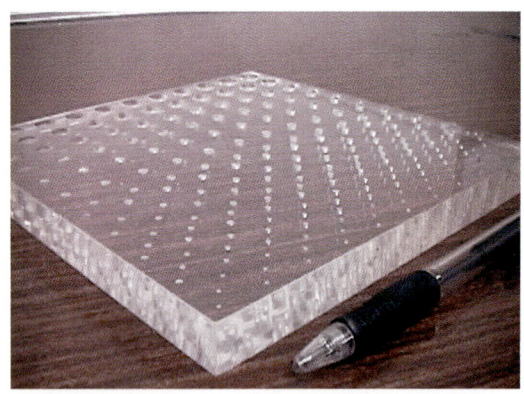

図6 ■ 1〜10 mmの口径の穴が0.5〜10 mmの深さで掘られた模擬陥凹病変ファントム

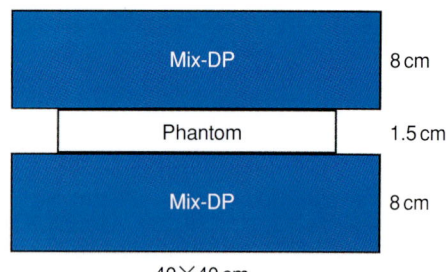

図7 ■ ファントム配置図
このファントムセットをさまざまな条件でスキャンし三次元画像を構築し画像を比較する。

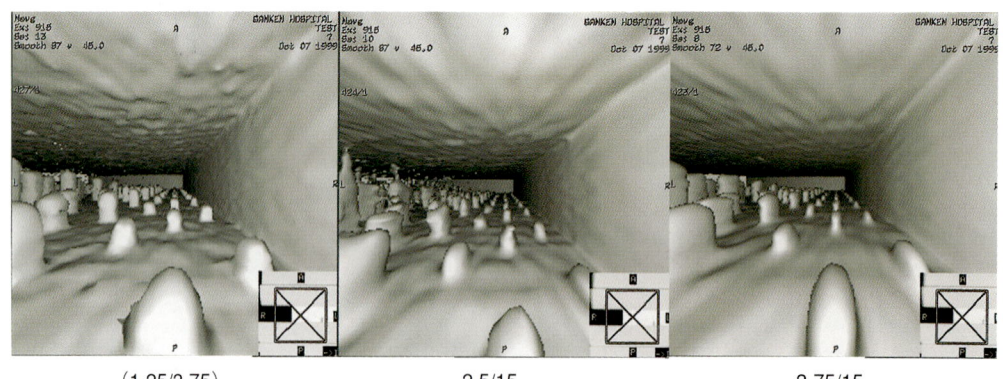

(1.25/3.75)　　　　2.5/15　　　　3.75/15

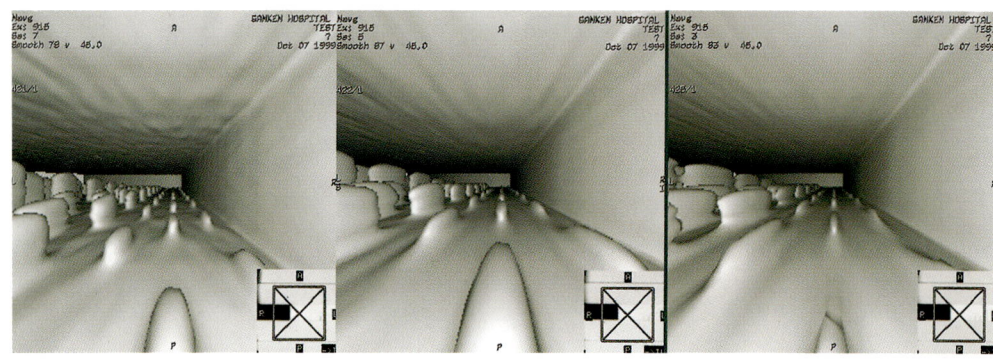

5/15　　　　7.5/15　　　　10/15

図8 ■ スライス厚の変化による三次元画像への影響（テーブルスピード一定の場合、但し1.25/3.75を除く）[width/table speed(mm/rot)] mm 間隔で構築した。撮影したのは模擬陥凹病変であるが、観察しやすいようにアクリルを透明表示とし、陥凹部分の空気像を隆起像として三次元表示した。テーブルスピードが一定の場合、スライス厚が厚くなればなるほど、模擬病変が奥行き方向、すなわち体軸方向に伸び、正確な隆起(陥凹)の形が再現されなくなっていくのがわかる。しかし、逆に(スライス厚が厚くなればなるほど)表面の小さな凹凸が減少し、スムージングがかかったような滑らかな画像

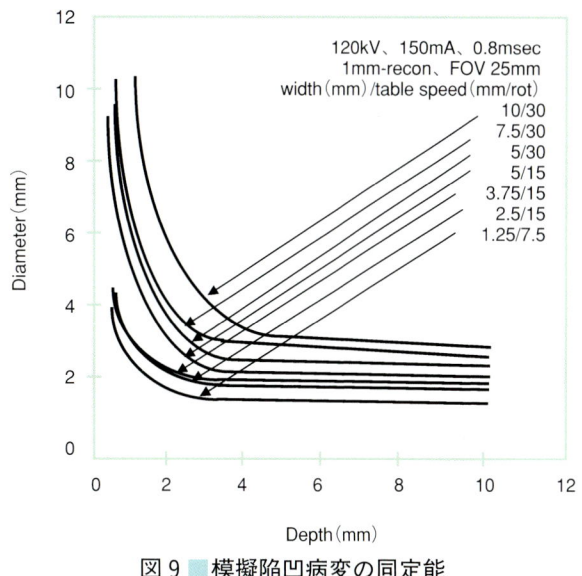

図9 ■ 模擬陥凹病変の同定能

となる。図9に模擬陥凹病変の同定能の結果を示す。スライス厚が同じで、テーブルスピードが速いほど同定能は悪くなることがスライス厚5 mmのテーブルスピード15 mm/rotと30 mm/rotの比較によりわかる。また、スライス厚が厚く、テーブルスピードが速いほど同定能が悪くなる傾向がみられる。これらの結果より、見つけ出そうとする目的病変の大きさに応じてスライス厚を選択し、装置によって大きく異なるが、息止め可能な時間から逆算してテーブルスピードを選択するべきである。もちろん、スライス厚とテーブルスピードの関係、すなわちヘリカルピッチの選択はアーチファクトの

表2 ■ 各スライス厚、各テーブルスピードにおける線量比

スライス厚5 mm、テーブルスピード30 mm/rotの撮影条件でのトータル線量を1.0としたときの線量比を示す。撮影条件は120 kV、200 mA 0.8 sec一定。スキャン範囲は一定。

| Slice width (mm) | Table speed (mm/rot) | Ratio |
|---|---|---|
| 10.00 | 30.00 | 1.02 |
| 10.00 | 15.00 | 1.99 |
| 7.50 | 30.00 | 1.01 |
| 7.50 | 15.00 | 1.98 |
| 5.00 | 30.00 | 1.00 |
| 5.00 | 15.00 | 1.97 |
| 3.75 | 15.00 | 1.22 |
| 3.75 | 11.25 | 2.13 |
| 2.50 | 15.00 | 1.21 |
| 2.50 | 7.50 | 2.40 |
| 1.25 | 7.50 | 1.79 |
| 1.25 | 3.75 | 3.56 |

ところで述べたように慎重に行う必要がある。但し、ノイズの少ない、美しい画像を得るためにテーブルスピードを落とすのは被曝線量を無駄に増加させるだけであるので控えるべきである。表2にスライス厚5 mm、テーブルスピード30 mm/rotの撮影条件での線量を1.0とした場合の各撮影条件における線量比を示す。同じスライス厚の場合テーブルスピードが半分になると線量は倍になる。また、スライス厚を1.25 mm、テーブルスピードを7.5 mm/rotにした場合、線量比1.79倍、テーブルスピードを3.75 mm/rotにした場合は線量比3.56倍になる。この場合、撮影条件が120 kV、200 mA、0.8 sec一定での比較であるが、実際には量子ノイズが増加するため管電流を上げる必要が生じ、被曝はさらに上昇する。管電流の増加による線量の増加はほぼmAに比例するので、容易に計算できる。このように、選択しようとする撮影条件によりどの程度の線量が予想されるかを知識としてもち、線量が表示される装置では記録をとるようにする必要がある。

## 5. 被曝の低減

　仮想大腸内視鏡(Virtual colonoscopy)の場合、大腸管腔内を観察するという目的で撮影するのならば、大幅に線量を低減させることができる。図10にコロンファントムを用い[8]、線量低減による大腸模擬病変の描出能の変化を調べたものを示す。なお、コ

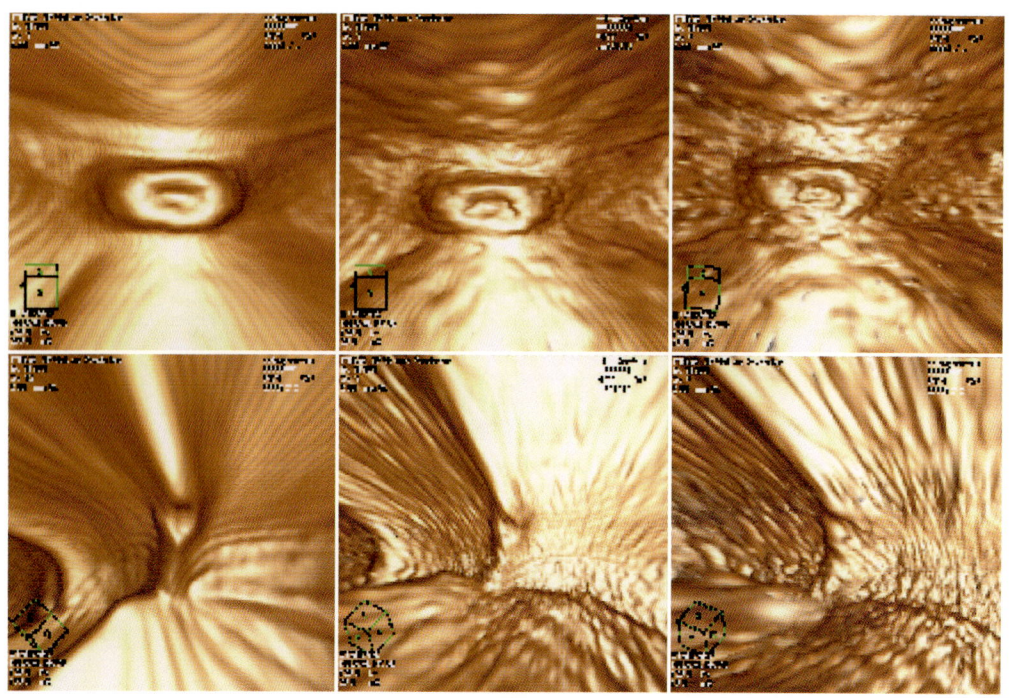

図10 ■ 線量低減による大腸模擬病変の描出能の変化
上段：大きさ40 mm×20 mmの潰瘍限局型大腸癌の模擬病変。
下段：襞上に位置する大きさ8 mm×4 mmの微小陥凹型癌大腸癌模擬病変。
撮影条件 120 kV　左：250 mA、中：20 mA、右：10 mA

ロンファントムはポリエチレン製水槽(長さ42 cm、幅28 cm、水深24.5 cm)に沈めスキャンした[9]。上段が大きさ40 mm×20 mmの潰瘍限局型大腸癌の模擬病変で、下段が襞上に位置する大きさ8 mm×4 mmの微小陥凹型癌大腸癌の模擬病変である。画像左の250 mAの画像に対し、200、150、100、80、50 mAと管電流を下げ線量を減じていった場合、画像にほとんど変化がなく、画像の劣化による病変の同定能に変化はなかった。直径の大きな潰瘍限局型大腸癌の模擬病変では、通常に撮影される条件(250 mA)を基準とした場合の1/12.5の線量(20 mA)でも認識できる画像が得られている(図10 上段中央)。基準の1/25の線量(10 mA)では模擬病変下端が崩壊し、正確な輪郭を描出できないが、病変の存在は確認できる(図10 上段右)。下段に示す微小な陥凹型癌の模擬病変でも直径の大きな模擬病変と同様に1/12.5の線量(20 mA)でも認識できる画像が得られていた(図10 下段中央)。しかし、基準の1/25の線量(10 mA)では病変の存在を確認することさえ困難な画像となっている(図10 下段右)。よって微小陥凹型病変も検出するならば、少なくとも通常の腹部CT撮影の1/12.5以上の線量が必要であると考えられる。

　大腸管腔を撮影する場合は、管腔内の空気と大腸壁のコントラストを利用して仮想内視鏡画像を作成し、大腸壁の凹凸を描出する。通常の一般造影CT検査において、非イオン性造影剤によって濃染された組織と非濃染組織とのCT値の差は100 Hounsfield Unit(以下、H.U.)程度である。それに対し空気と大腸壁のCT値の差は800 H U以上あり、十分なコントラストが得られる。このためX線量子ノイズが増大しても、大腸壁の凹凸の描出に関して影響を受けにくく、大幅に線量を低減させることができる。

## 6. 64列MDCTに向けた新しい技術

　検出器の多列化は急速に進み、さまざまな技術が導入されている。画像の精度は検出器の数を増やせば高くなるが、一方で一定の画質を保つために必要なX線量が増えてしまう。このため、検出器の数を増やさず2倍のデータを収集するflying forcal spotと呼ばれる技術を開発導入している装置もある。管球ハウベ内に取り付けられた電磁偏向回路によりアノードーカソード間で電子ビームを左右に動かし焦点位置を往復させる仕組みである。2焦点にすることにより1ビューごとに2方向から2倍のデータを収集することができ、少ないX線線量で高精度の画像を構成することができる。特に、64列MDCTで行われているflying forcal spotはZ-sharpと呼ばれX-Y方向だけでなくZ軸方向にも焦点偏向が行われ、32列の検出器で64列の画像データ収集を可能としている[10]。

　一方、国産CTメーカーの開発技術の進歩も目覚ましく、低線量での撮影でも、画像の輪郭の鮮鋭度を犠牲にせず、量子ノイズを低減する量子フィルタを搭載している装置が稼働している。かつ、64列の検出器を搭載し、500 $\mu$mのスライス厚でスキャン範

囲100 cmを約13秒の息止めで撮影できるまでになっている[11]。今後、広範囲なアイソトロピックボクセルデータの入手が可能となり、消化管検査領域においても多彩な検査方法が出現すると予想される。

◆文献

1) Taguchi K, Aradate H：Algorithm for image reconstruction in multi-slice helical CT. Med Phys 25(4)：550-561, 1998.
2) Hu H：Multi-slice helical CT；Scan and reconstruction. Med Phys 26(1)：5-18, 1999.
3) 小倉敏裕, 小泉浩一, 高津一朗, ほか：下部消化管3次元CT画像とその臨床応用. 画像診断 20(3)：275-282, 2000.
4) 片田和廣, 佐々木真理, 高原太郎, ほか：マルチスライスCTの現状と将来. Multislice CT 35(7)：24-47, 2003.
5) 片田和廣：マルチスライスCTの臨床；等方性ボリュームデータとリアルタイム再構成を中心に. MIT 19(1)：21-27, 2000.
6) 市川勝弘：マルチスライスCTにおける画質特性. 画像通信 27(1)：17-21, 2004.
7) 伊藤俊英：16列時代の再構成技術. 画像通信 27(1)：11-16, 2004.
8) 海老根精二, 松尾敏憲, 大棒秀一：胃X線検査用ファントームの試作. 富士メディカルフォーラム 138(9)：71-75, 1985.
9) 小倉敏裕：大腸癌スクリーニングのための仮想大腸内視鏡. 群馬県立医療短期大学紀要 11：181-187, 2004.
10) http://www.med.siemens.co.jp/product/02ct/sen_6401.html,（2004）
11) http://www.toshiba-medical.co.jp/tmd/company/news/040902.htm,（2004）

MEMO

★好きなように使ってね！

# CHAPTER 2 マルチスライスCTを用いた画像作成

## 1. 画像処理装置

　1989年ガストログラフィン希釈液を消化管管腔内の造影剤とし胃のCT三次元構築を行った。それから15年以上が経過し、その間、数多くの消化管のCT検査に取り組んできた。そのときの胃の三次元画像を図1に示す。当時、使用していた装置は第四世代のTCT-900 S(東芝メディカル)であったが、ヘリカルスキャンシステムが搭載されていなかったため、呼吸停止時間の影響で1スライスを10 mm幅とせざるを得なかった(後にヘリカルスキャンシステムを搭載)。その結果、胃やその周辺像を見てもよくわかるように、非常に空間分解能の低い三次元画像しか得られていなかった。

　三次元画像構築はTCT-900 S(東芝メディカル)付属の専用三次元構築ソフトを使用し、画像処理は主にサーフェースレンダリング(Surface rendering)法で512×512×512のマトリクス数を256×256×256にダウンコンバートして行っていた[1]。その後、東芝メディカルの御好意でXtension(東芝メディカル)を使用する機会を得、ボリュームレンダリング(Volume rendering)法の時代へ足を踏み入れ始めた[2]。その後、1999年のMDCTの導入とともに使用を開始したのがAdvantage Workstation V 3.1(GE横河)であった。この装置は、仮想内視鏡のモードに優れ、主にサーフェースレンダリング法による画像処理、MPR、特に斜断(以下、oblique)画像の作成が容易で臨床にすぐ役立つ画像の作成が可能であった。それからZIO m 900(ZIO soft)やVirtual place Advance(AZE)など、ボリュームレンダリング法を基準とした非常に高速かつ多彩な画像処理ができる装置を使用する機会を得、現在に至っている。これ

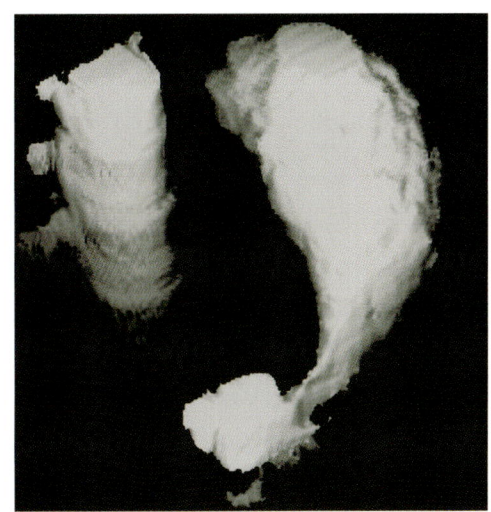

**図1** 1989年に構築した胃の三次元画像
撮像のための息止め時間が長く、空間分解能の低い画像しか得られなかった。

らの装置は検査の目的によって得意、不得意とするものがあり、装置によって使用方法に大きな異なりがみられた。新しい装置は世代の古い装置に比べ高速であるといえるが、古い装置でも非常に描出能の高い装置もあった。特に Xtension は仮想内視鏡画像を作成するとき多くの仮想光源を設定でき、影づけが自由にでき、浅い陥凹型病変の描出に優れていた。仮想光源の設定は特に仮想内視鏡モードで画像を作成するうえで、微小病変の描出に重要で、今後研究が進められていくと思われる。

## 2. 二次元、三次元画像構築法の基礎

### ❶ボリュームレンダリング法

近年、コンピュータの処理速度が向上し、画像構築法として主に採用されているのがボリュームレンダリング法である。これは内部情報を保有したまま、体内の複数の内部構造を同時に画像構成して可視化する方法である。レンダリングとはボクセルデータから二次元画面上に立体感のある画像を作成する作業をいう。本法の大きな特徴は各ボクセルにCT値を有したまま三次元構築を行い、あらかじめCT値ごとに不透明度とともに色情報を指定することによって臓器の分離を行い、多様な体内三次元構造の可視化が可能となることである。図2は上腹部の造影動脈相の画像であるが、動脈が大動脈から膵臓末梢の細かい血管まで描出されると同時に膵頭部などにも色が割り当てられ画像構築がなされている。

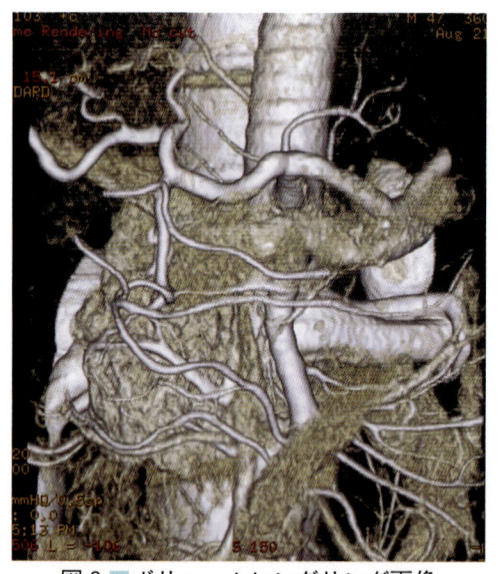

図2 ボリュームレンダリング画像

### ❷サーフェースレンダリング法

CT値のレベルと幅を調節することにより、三次元化する目的組織の二値 axial 画像を作成し、この画像データから三次元画像を作成する構築法をサーフェースレンダリング法という。この画像構築法には、ある閾値以上（またはある閾値以下）のCT値の部分のみを抽出する Shaded surface display (SSD) 法および、閾値を2ヵ所設定し、上限値と下限値の間のCT値抽出する方法の Multiple threshold display (MTD) 法がある。腸管の三次元表示の場合、例えば前者では空気のCT値未満のCT値を抽出し、後者では、腸粘膜の最大値と最小値の間のCT値を用いる。CTは臓器識別能が高く、特に、腸では腸粘膜と空気が隣接しているため、CT値に基づく濃度閾値法だけで容易に腸管の抽出が可能である。最近はサーフェースレンダリング法によって作成した画像デ

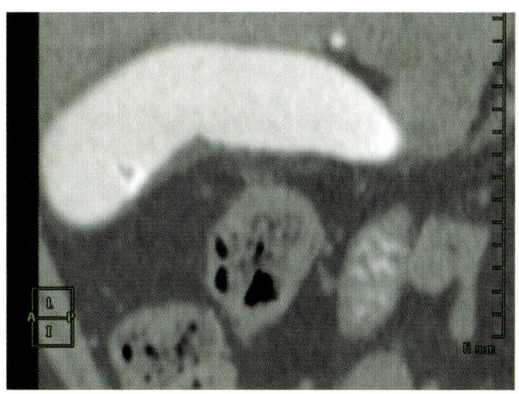

図3 ■DIC-CTのcoronal画像

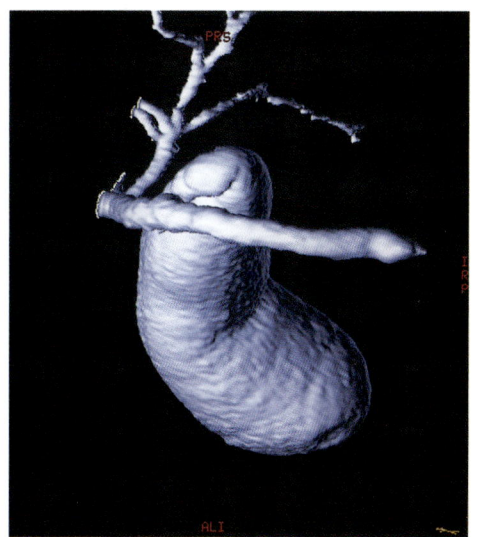

図4 ■胆嚢のサーフェースレンダリング画像

ータの最も外側の1〜2ボクセルを抽出し、画像化する方法を使用することが多い。この方法を用いると仮想二重造影画像などの構築が可能となる。サーフェースレンダリング法の作成について胆嚢を例として簡単に説明する。図3は点滴注入胆嚢胆管造影法によるCT検査（Drip infusion cholangiography-CT；DIC CT）の冠状断（以下、coronal）画像であるが、造影剤によって濃染し白く表示されている場所を「信号あり」とし、造影剤のない場所はすべて「信号なし」とする。信号ありの部分のみを三次元構築すると図4のような胆嚢の三次元画像が構築できる。ちょうど信号ありの場所にコンクリートが流し込まれ固まった画像が胆嚢の立体画像となると考えればわかりやすい。但し、ボリュームレンダリング法でも信号ありの部分に色と不透明度100％を割り当てると同様の画像が作成できるので、図4がボリュームレンダリング法によって作成された画像であるといっても間違いではない。

❸MIP、カーブドMPR、Min IP

消化管の画像作成に使用する画像処理法として、Maximum intensity projection（最大値投影；MIP）、カーブドMPR、Minimum intensity projection（最小値投影；Min IP）などがよく用いられる。MIPの作成方法は、3章の1.大腸「1.CTによる大腸検査法」（23頁）を、カーブドMPRおよびMin IP画像の作成方法は3章の7.膵臓「3.カーブドスラブMin IP画像」（54頁）を参照されたい。

## 3. 撮像について

消化管の3D-CTは、消化管に注入された陰性または陽性の造影剤と管腔壁との間に生ずる十分なCT値のコントラストを利用して作成する。管腔内の造影剤として、空気、炭酸ガス、ガストログラフィン希釈液、胆嚢胆管造影剤、血管造影剤などを目的

部位によって使い分ける。胃の場合は発泡剤を用いた炭酸ガスが容易に使用でき、また、大腸の場合は経肛門的に空気を送気するのが一般的である。十二指腸では発泡剤を用いることが可能であるが、小腸の場合は空気の注入、またはガストログラフィン希釈液をイレウスチューブによって投与するのが検査を行ううえで妥当であると思われる。しかし、なかなか目的部位に十分な造影剤を満たすことができず、難しい検査であることを否定できない。もし、目的部位に十分注入がなされない場合は体位を変えて撮影するなどの工夫が必要である。

撮像において最も重要なことはモーションアーチファクトの抑制である。どの部位においてもモーションアーチファクトの発生の可能性があり、十分な息止めの指示と蠕動運動の抑制が必要となる。被検者には造影剤の副作用に対する対策も含めた十分な問診の後、可能ならばスキャンの約5分前に抗コリン剤を筋注または静注する。

空気を陰性の造影剤として使用し、管腔内部のみの観察を目的とした検査の場合、線量を通常の腹部の撮影条件の半分から1/5以下に減じても十分仮想内視鏡画像が得られる。スクリーニングとして使用するならば小腸、大腸の場合、背臥位と腹臥位の2方向撮影を行うべきである。また、胆嚢の検査においても造影剤が均一に充満していなければ2方向撮影を行うべきである。

◆文献

1) 小倉敏裕, 小泉浩一, 甲斐俊吉, ほか：ヘリカルスキャンCTを利用した直腸癌の三次元表示. 日本消化器内視鏡学会雑誌 37：1148-1156, 1995.
2) Ogura T, Koizumi K, Kai S, et al：Three-dimensional CT Colonoscopy, Comparison with Colonoscopy and Barium Enema Examination. Radiology 197：444, 1995.

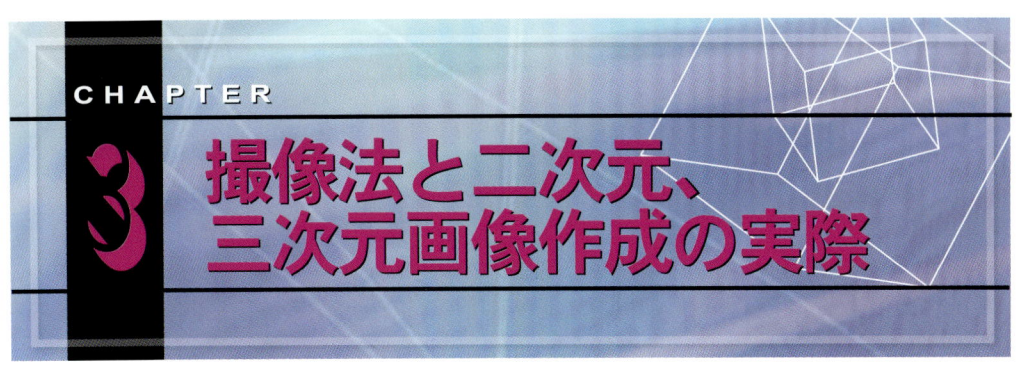

# CHAPTER 3 撮像法と二次元、三次元画像作成の実際

## 1. 大　腸

### 1. CTによる大腸検査法

　腸管の高度の狭窄や癒着、高齢あるいは検査の拒否によりバリウムを使用する注腸、内視鏡および超音波内視鏡検査の実施が不可能な場合がある。このような被検者に対し比較的低浸襲であるCTを利用した大腸検査法を知っておくと便利である[1]。

　癌研究会附属病院(癌研)では内視鏡検査で大腸癌疑いとされ、病期診断および肝臓を含めた転移検索のために施行されたCT検査のデータを三次元構築し、大腸検査に利用してきた。癌研の検査法として大腸の病期診断の場合、20年以上も前からルーチンに経肛門的に腹満を訴えるまで送気していたため、ボリュームデータをそのまま大腸の三次元構築に利用できた[2]-[5]。

　前処置は通常の内視鏡検査と同様、ポリエチレングリコール(PEG)溶液による経口腸管洗浄を施行した。ただ、この前処置は内視鏡検査終了後に施行することが多いため本法を採用したが、腸管内の水分残存が多いのが欠点である。X線による大腸検査の進歩は造影剤、検査法、診断学の確立とともに現在に至っている[6]。その中で前処置法の確立も重要な役割を果たしており、海老根らによる注腸検査のためのレトルトパック食品の考案など、さまざまな研究、改良により現在の前処置技術向上につながってきている。CTによる大腸検査の場合、腸管内の残存水分の少ないBrown変法[7]がよい。この方法は、検査用の食事として低脂肪、低繊維食を与え、水分補給を行いながら塩類下剤と接触性下剤の投与で前処置を行うBrown法を日本人の体質に適合するように改良されたものである。

　蠕動運動の抑制には、ブスコパン® 10～20 mgを筋注または静注することを原則とした。最新の16列検出器を有する装置を使用した場合、10秒以内のスキャンで終了するが、可能な限り蠕動運動の抑制を行う方がよい。送気の方法として、腹臥位にてコッ

ク付きの浣腸器を用い、検査直前に経肛門的に腹満を訴えるまで送気する。転移検索のための造影剤はスキャン開始30秒前に非イオン性造影剤100 m$l$を3.0 m$l$/secで静注した。病変既知の場合、スキャンは病変部位により背臥位または腹臥位にて肝上縁より肛門まで全腹スキャンを行う。4列の検出器を有するLightSpeed QX/i(GE横河)の場合、撮影条件は管電圧120 kV、腹厚に応じて管電流180～250 mA、管球1回転あたりの照射時間は0.8 secである。スライス厚は2.5 mm、テーブルスピードは15 mm/rotである。スキャン時間は腹部全体を450 mmとすると24秒となる。再構成画像間隔は1 mmとし450 mmあたり451枚の二次元axial画像を作成した。スクリーニングの場合は半分以下の低線量撮影にて背臥位と腹臥位の2方向撮影を行う。

## 2. 大腸CT三次元画像

大腸CT三次元画像は仮想大腸内視鏡(Virtual colonoscopy；VC)をはじめとして、CTスキャンによって得られたボリュームデータを加工することによって、Air image画像、3 D-CT二重造影画像(以下、仮想注腸)、MPRと3 D-CT画像の合成表示を行ったもの(以下、3 D-MPR-CT)、腹部の血管を表示する部分的最大値投影法(Partial maximum intensity projection；Partial MIP)、内視鏡の視点において管腔周辺の血管やリンパ節を透視するかのように表示するVirtual colonoscopic fluolography(以下、VCF)画像などさまざまなものがある。このようなCT装置を用いて撮影した大腸の各種画像をCT colonographyと呼んでいる。

図1は表面に広い15 mm×15 mmの陥凹面を伴う長径23 mm×20 mmのⅡc＋Ⅱaの大腸癌の仮想大腸内視鏡画像[8]である。肛門側から観察した画像で、上行結腸半月襞上に存在し、内視鏡と同様に観察できる。内視鏡画像近似の仮想大腸内視鏡画像を作成

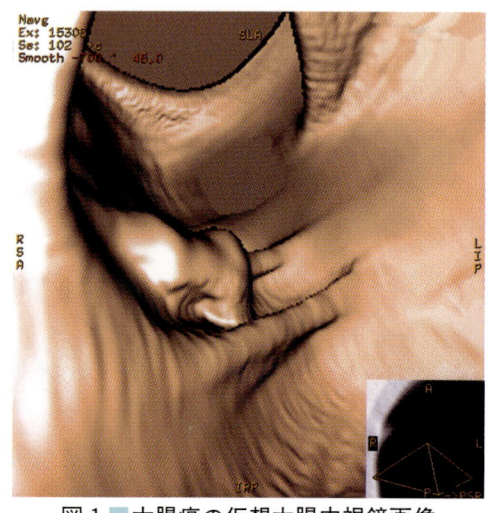
図1 大腸癌の仮想大腸内視鏡画像

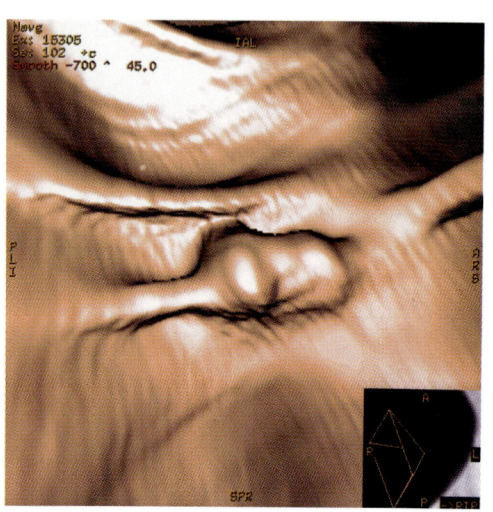
図2 腫瘍正面から観察した仮想大腸内視鏡画像

3 撮像法と二次元、三次元画像作成の実際　1. 大腸

するときは近位の物体が大きく、遠位の物体が小さく表示される透視投影法表示を行う。視野角度は装置により制限があるが、任意の角度が設定できるようになっている。図2のように陥凹面正面からの観察も容易で、任意の方向から自由に観察ができるという利点がある。図3は全大腸の Air image で右側面から観察を行ったものである。空気の CT 値を有するボクセルを抽出し、サーフェースレンダリング法によって管腔内の空気表面像を表示した。回盲弁より小腸への空気の流出がみられるが、障害となる陰影をディジタル的に容易に除去でき、検査への影響はない。図4のような詳細な Air image 像を得るためには、拡大 axial 画像を CT 生データから再計算し、三次元構築を行う必要がある。Air image 像だけでなく高い解像力を有する各種三次元画像を得るには、三次元画像の拡大表示ではなく、拡大 axial 画像を用いた三次元画像の構築再計

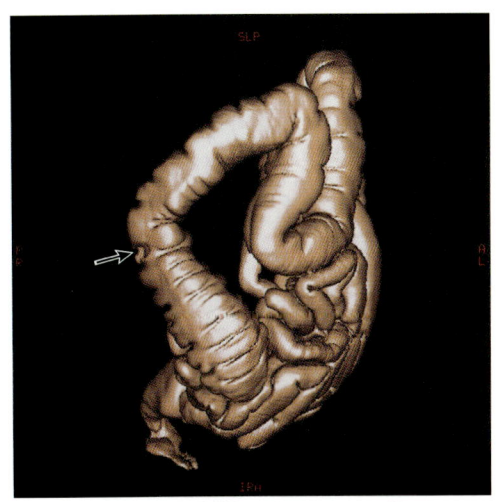

図3■全大腸の Air image 像
矢印が腫瘍の位置。

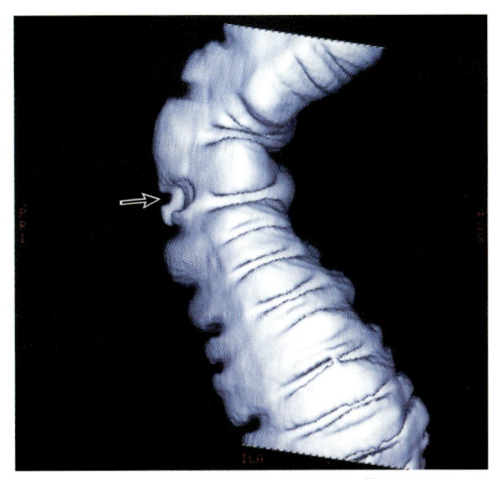

図4■拡大 Air image 像

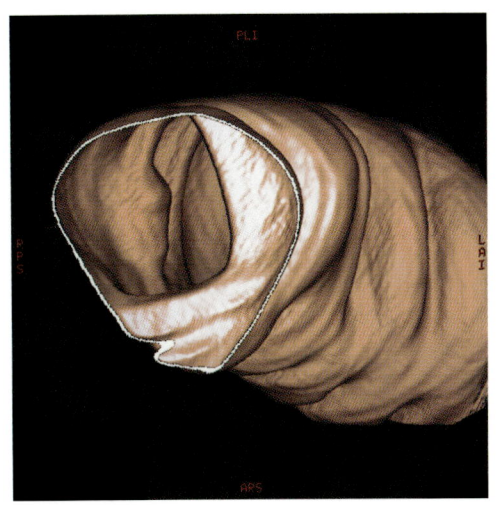

図5■シュードトラクト像
管腔内部に腫瘍が観察できる。

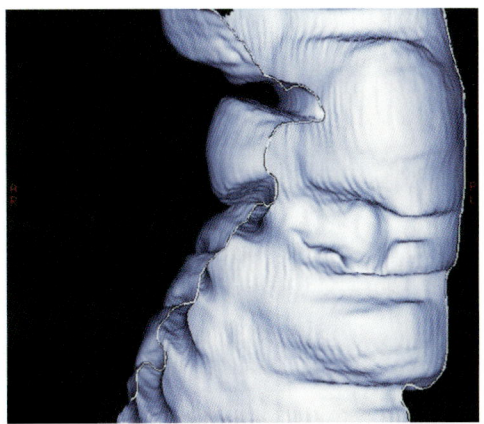

図6■カッティング処理を施し病変を正面視したシュードトラクト像

算を施行すべきである。Air image像の表面の2ピクセルを抽出することによって得られるPseudo tract(以下、シュードトラクト)像を図5に示す。腸管の外側をAir image像、内側を仮想内視鏡像(透視投影法なし)で現し、疑似管腔として口側から観察したものである。図6は同シュードトラクト像にカッティング処理を施し病変を正面視したものである。同病変の内視鏡画像を図7に示す。口側には広いIIc面をもち中央に隆起成分を有している。シュードトラクト像をはじめ各種CT colonographyでもほぼ同等の形態を呈しているが、内視鏡画像の解像力には及ばない。

　図8はAir imageからSurface extract(以下、サーフェースイクストラクト)の技法

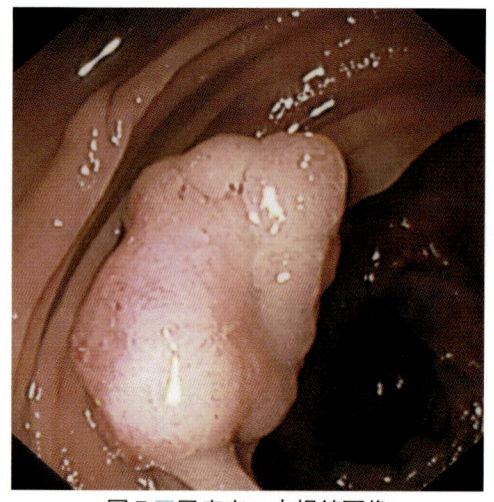

図7 同病変の内視鏡画像
(小倉敏裕：3D-CT. 消化器病セミナー86 大腸sm癌, pp 9-20, へるす出版, 東京, 2002 より引用)

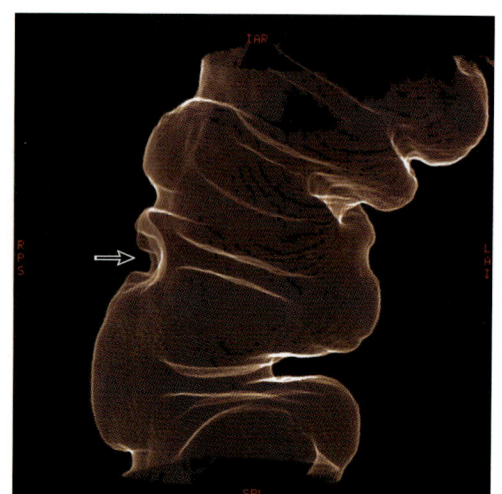

図8 仮想注腸画像

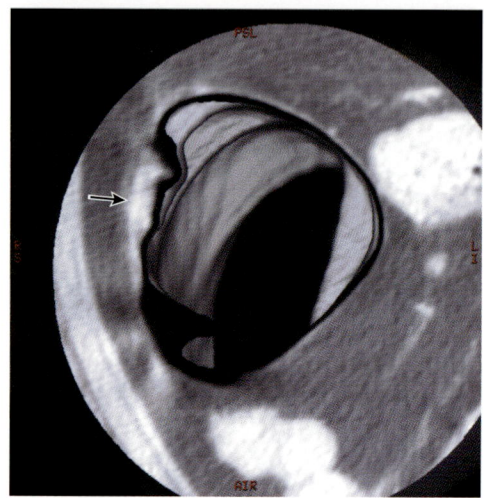

図9 管腔に垂直な面でカッティングした
3D-MPR-CT画像

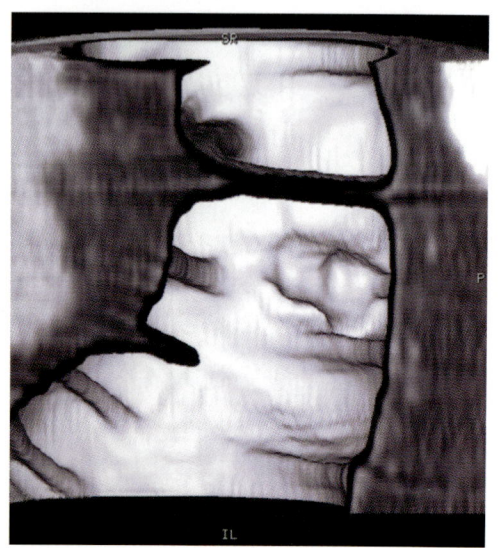

図10 腫瘍を正面からみるカッティング処理した3D-MPR-CT画像

18

で表面の1ピクセルを抽出し作成したシュードトラクト像をさらに Ray sum（総和値投影：以下、レイサム）表示した仮想注腸である。注腸撮影ではバリウムを陥凹面や腫瘍周辺に薄くのせるため、バリウムの移動、空気の移動、腸と腸との重なりを避けるなどの操作が必要である。これに対し CT による大腸検査では高度のテクニックを要するバリウム操作を必要とせず、空気の注入のみで、病変の凹凸を描出できる。ボリュームデータを用いて任意の方向の二次元断面像を作成する MPR と 3 D-CT 画像の合成表示を行ったものを 3 D-MPR-CT と呼んでいる[9]。図 9 に管腔に垂直な面でカッティングした oblique 面の 3 D-MPR-CT を示すが、大腸管腔内の様子とともに癌の浸潤の状態を知ることができる。本症例の深達度は $sm_2$ で造影剤の濃染により腫瘍部の壁肥厚がみられる。このほか、図 10 に示す coronal 画像や矢状断（以下、sagittal）画像などさまざまな面でのカッティングが可能で、病変が管腔内壁と同時に知ることができ超音波

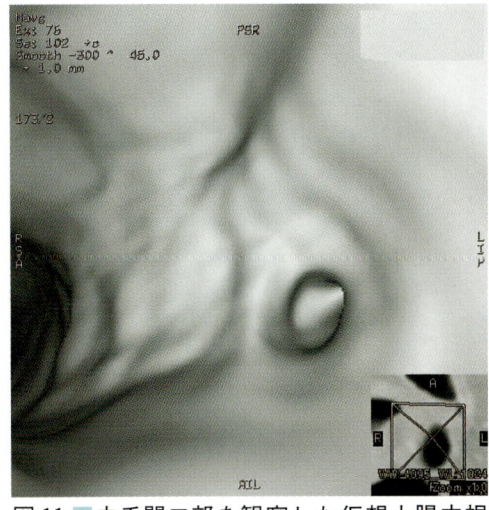

図 11 ■ 虫垂開口部を観察した仮想大腸内視鏡画像

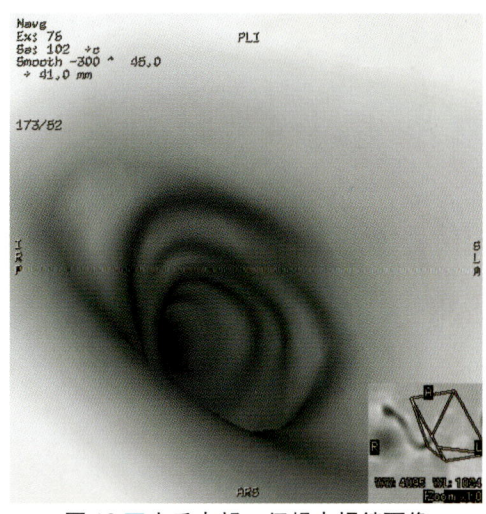

図 12 ■ 虫垂内部の仮想内視鏡画像

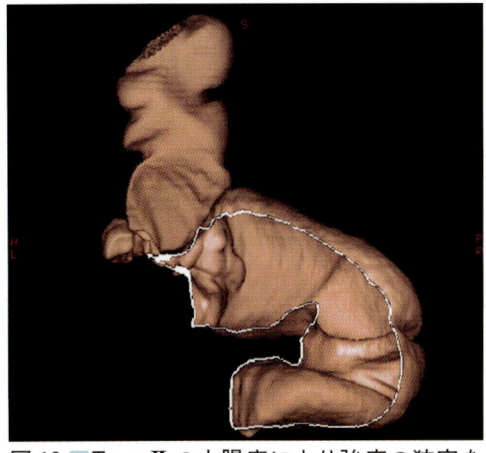

図 13 ■ Type Ⅱ の大腸癌により強度の狭窄を伴うシュードトラクト像

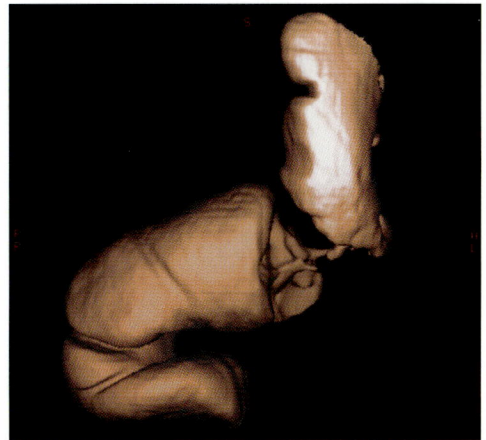

図 14 ■ Air image 像

内視鏡的な情報源となる。十分な空気の注入があれば図11、12のように虫垂への進入も可能である。図11に虫垂開口部を、図12に虫垂内部の状態を示した仮想内視鏡画像を示す。このような狭い領域でも苦痛を伴うことなく安全に描出することが可能である。

図13はRsに強度の狭窄を伴う85 mm×48 mmのType IIのシュードトラクト像である。図14にAir image像、図15に仮想注腸像を示す。図16に癌の浸潤範囲の描出が鮮明な3D-MPR-CT画像を示す。図17および図18に狭窄を挟んで肛門側と口側の仮想内視鏡画像を示す。また、本腫瘍は腫瘍辺縁口側約10 mmのところに8 mm×8 mmのIspのm癌を併発している。図19にこのm癌の仮想大腸内視鏡画像を示す。時として内視鏡や注腸検査において、このような狭窄を経験することがあるが、内視鏡

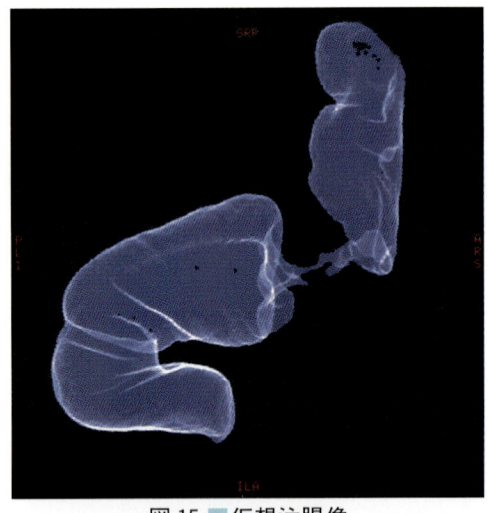

図15 ■仮想注腸像

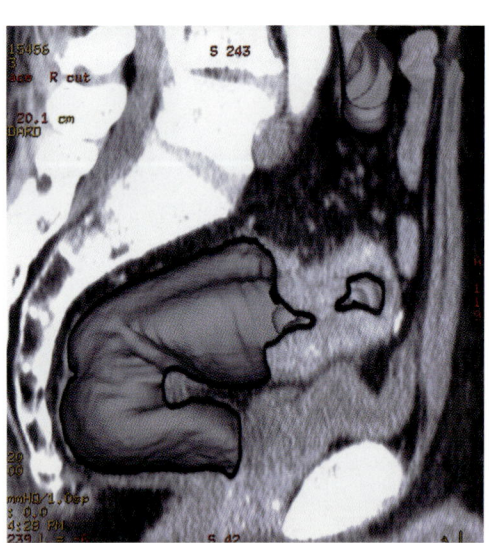

図16 ■癌の浸潤範囲の描出が鮮明な3D-MPR-CT画像

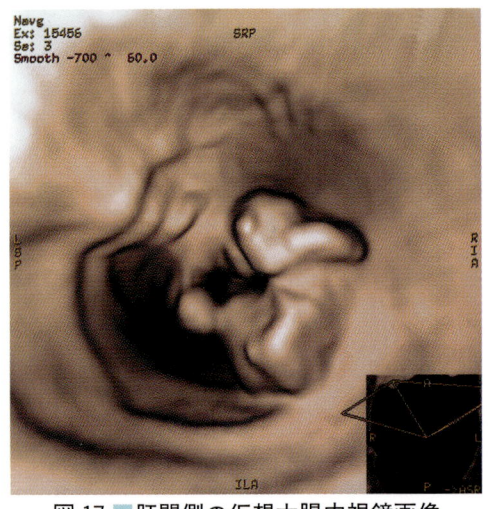

図17 ■肛門側の仮想大腸内視鏡画像

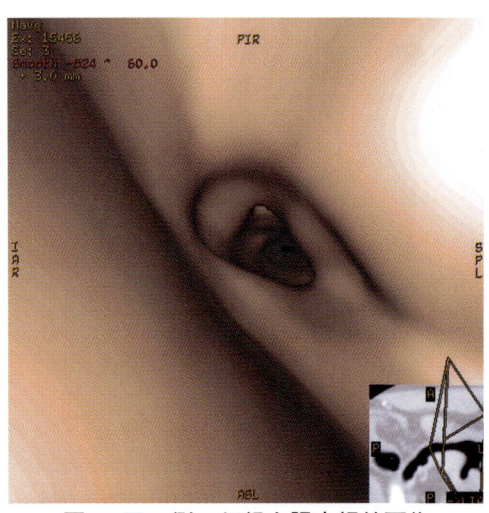

図18 ■口側の仮想大腸内視鏡画像

の挿入は物理的に無理であり、また、バリウムの凝結により排泄不能となる危険性を払拭できない。このような場合、空気を造影剤として用いた CT 検査が検査方法として1つの選択肢となる。狭窄を伴うこのような病変では、本症例のように狭窄部口側にも病変のある場合が多く、病変検索に有用な検査法であるといえる。

　仮想内視鏡画像には光学内視鏡にはない優れた点がある。これはある視点における視野を 180°反転し表示する方法、すなわち振り返り観察、turn round の手法をとることができることである。

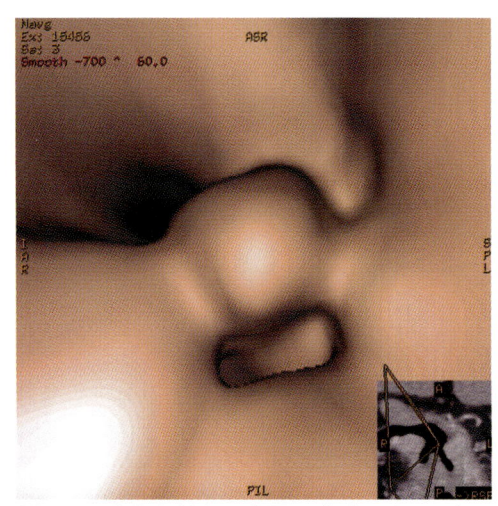

図19 ■ 狭窄を越えた位置に存在した m 癌の仮想大腸内視鏡画像

turn round の手法の特徴を示すために図 20 に光学式内視鏡との比較を模式的に説明する。光学式内視鏡は内視鏡を反転しない限り肛門側からの観察のみである。1方向から観察した仮想内視鏡では haustra によって死角を生じ、病変を見落としてしまう可能性がある。これは内視鏡検査においても生じる欠点である。仮想内視鏡では turn round の手法をとることによって口側からの観察を加え死角を大幅に減らすことができる。また、仮想内視鏡の視点の軌道は記憶され図 21 のように緑色で示した線と番号によって表示させることが可能である。さらに、肛門部から回盲部まで進めた視点の軌跡に添って視野を 180°反転させながら回盲部から肛門部まで戻ることができる。この round trip 法という往復巡回プログラムを利用することにより、視点の軌跡を再度計算

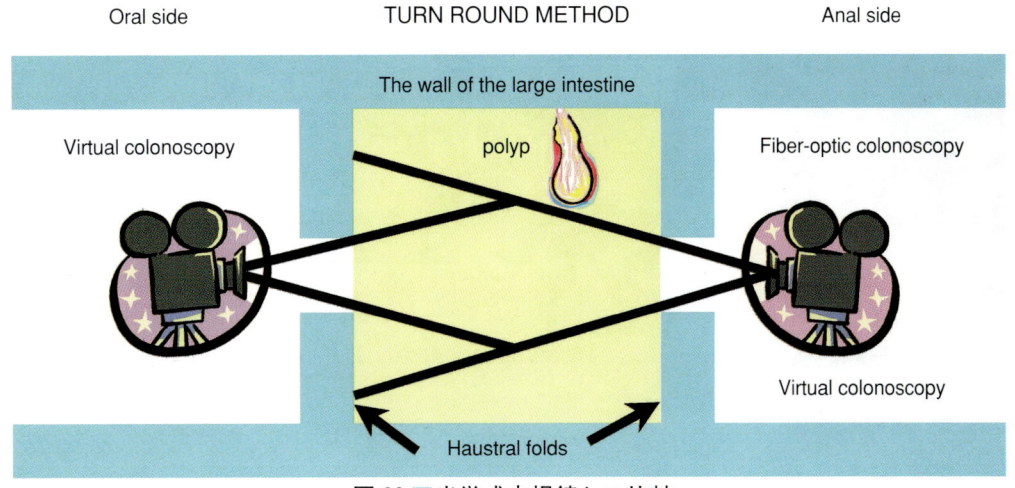

図20 ■ 光学式内視鏡との比較

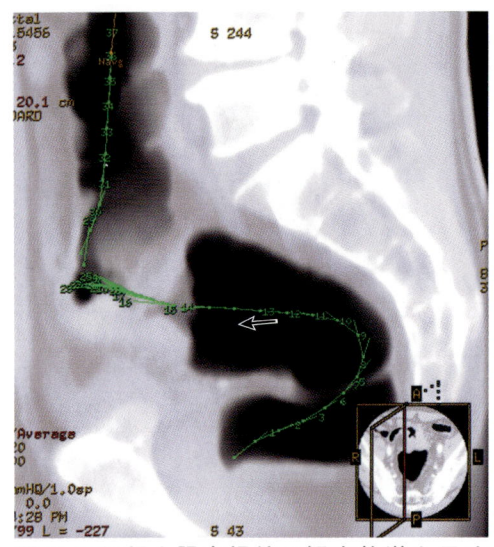

図21 ■仮想大腸内視鏡の観察軌道を示す sagittal像（スラブ厚43.2 mmの average画像）

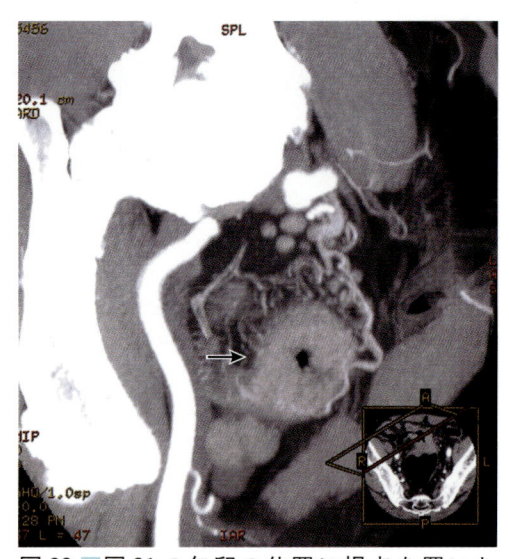

図22 ■図21の矢印の位置に視点を置いた VCF画像
腫瘍上部に累々と連なるリンパ節の腫大が観察される。

することなく通常の内視鏡では得られない肛門方向への連続した画像が得られる。

図22は図21の矢印の位置に視点を置いたVCFである[10]。CT colonographyは大腸に十分な空気注入がなされていれば大腸管腔を半自動的にナビゲートしながら視点を進め、また、口側から肛門側へ自動的に戻ってくれるまでソフトのパフォーマンスが向上した。この軌道を利用し、図18のようにある軌道上に視点をおき、管腔に垂直なある厚さを有するPartial MIPを作成することによって管腔周辺の腫瘍を取り巻く血管やリンパ筋の状態を描出することができる。矢印で示された部位が腫瘍で、造影剤によって濃染されている。腫瘍上部に累々と血管に沿って連なるリンパ節の腫大をみることができ、手術範囲決定の支援情報の1つとなりうる。また、大腸の検査のためのCT検査により大腸内腔をみるだけでなく血管走行も同時に把握することができる。

三次元画象情報を平面上に投影する際、前後の情報ではなく、より高いCT値を優先して投影する方法を最大値投影法（MIP）という。図23にMIP画像の作成方法を示す。左と中央の画像を造影剤の注入された腹部CTボリュームデータと仮定する（実際の画像はボリュームレンダリング法で表示した腹部三次元画像である）。血管中には造影剤が流れており高いCT値を有するボクセルデータが存在している。左の画像において2本の縦線で囲まれた任意の厚さを有する領域を設定したと仮定する。中央の画像は正面から見た画像であるが、左の画像で設定した領域のCT値のうちで三次元画象情報を平面上に投影する際、より高いCT値を優先して投影した像が右のMIP画像となる。右の投影された二次元平面像の中には高いCT値を有する造影剤の充満した血管が描き出され、その中でも特に高いCT値を有する血管を取り巻く石灰化が白く点

## 3 撮像法と二次元、三次元画像作成の実際 1. 大腸

**最大値投影法：Maximum intensity projection 法**

任意の厚みを有する三次元画像情報を平面上に投影する際、前後の情報ではなく、より高いCT値を優先して投影する方法

CT画像データ

MIP画像

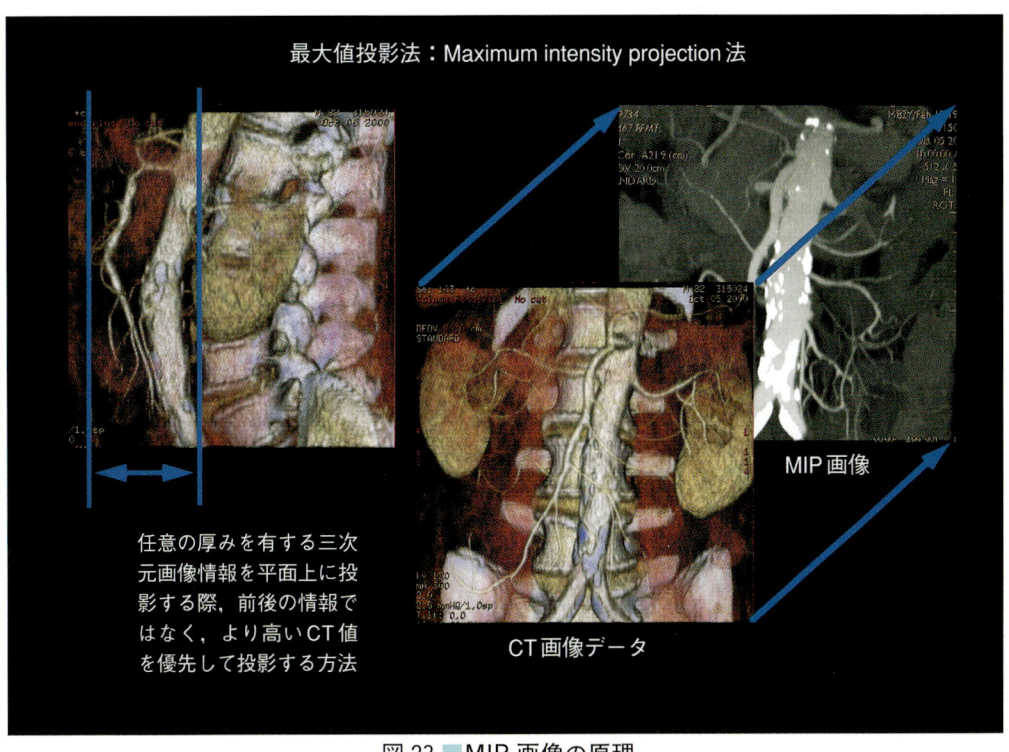

図23 ■ MIP画像の原理

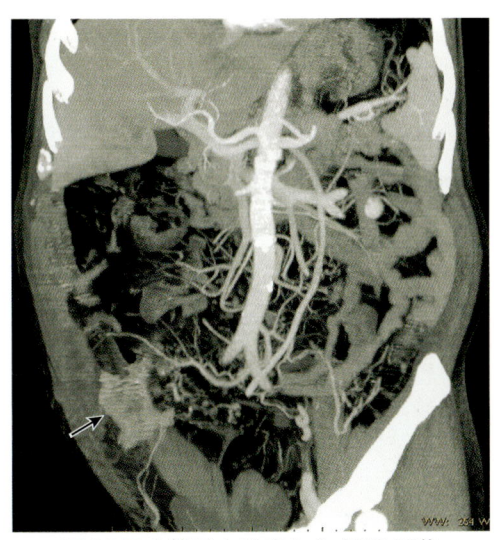

図24 ■ 血管系を描出したMIP画像
矢印が腫瘍の位置。

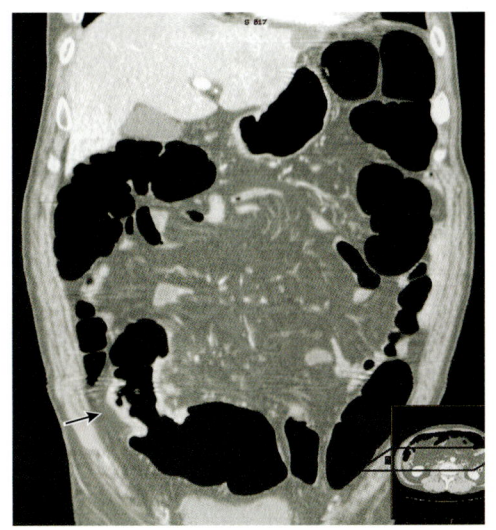

図25 ■ coronal画像
矢印が腫瘍の位置。

在、描出されている。このように選択された領域の中で高いCT値を優先して投影された画像をMIP画像という。図24は図25のcoronal画像に示す肛門より40 cmの下行結腸に位置する全周性の腫瘍像のMIP画像である。前後方向から観察した画像であ

23

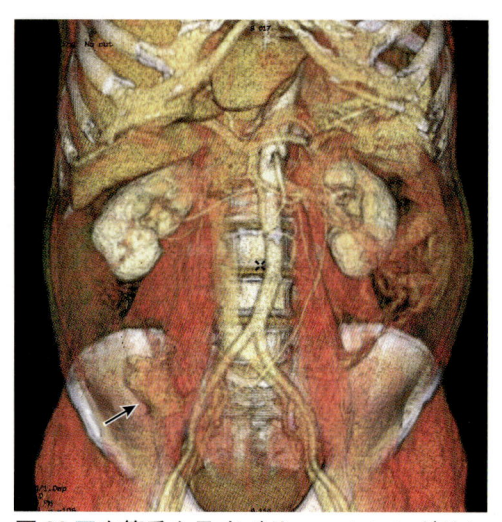

**図26** ■血管系を示すボリュームレンダリング画像
矢印が腫瘍の位置。

るが、広い視野で、腫瘍と血管との位置関係を容易に知ることができる。大腸の腫瘍CT検査で造影撮影を行った場合、大腸内腔を見るという目的だけでなく血管走行も同時に把握することができる。1枚の投影画像では深さ方向の情報がないが、投影の角度を連続的に変化させシネ表示を行うRotational MIPを作成[11]することにより血管の立体的な表示が可能である。

一方、血管の走行は図26に示すようなボリュームレンダリング法でも三次元表示を行うことができる。ボリュームレンダリング法では閾値の設定など領域抽出は行わず、すべてのボクセルに対し色と透明度が割り当てられるが、微細な血管ほど、周辺組織のCT値との差が小さく分離が難しく、血管がノイズに埋もれてしまう。それに対しMIPは僅かなCT値の差でも分離可能なため微細血管の描出に優れる。そして、Rotational MIP画像を動画表示することによって、サーフェスレンダリング法やボリュームレンダリング法より精細にかつ立体的に病変周辺の細い血管を描出することができる。このように大腸の3D-CT検査では血管造影検査をすることなく、低侵襲的に血管走行を立体的に把握することができ、被検者の負担を大幅に軽減させることができる。

## 3. CT colonography 作成の実際

各種CT colonography作成の実際をVirtual Place Advance＋CT colonography作成プログラムを用い解説する。

1. 大腸に空気を注入し撮影されたCT axial画像450枚程度を本プログラムに読み込ませる。所用時間は2〜3秒である。
2. 読み込みが完了すれば図27のような腹部全体のsagittal、coronal、axial画像が表示される。右上方矢印①で示す大腸抽出ボタンを押すとaxial、sagittal、coronal画像上にて、大腸内部の空気部分の抽出が自動的に行われ緑色で表示される。このとき空気のCT値を有する全領域を抽出するのではなく、小腸や体外の空気部分は除外され、大腸のみの抽出がなされる。すなわちラベリングの技術を応用し、直腸と連結されたリージョンを拡張していき、大腸のみの抽出を行う。小腸は回盲弁において空気のCT値を有するボクセルの連結が遮断される場合がほとんどで、分離可能と

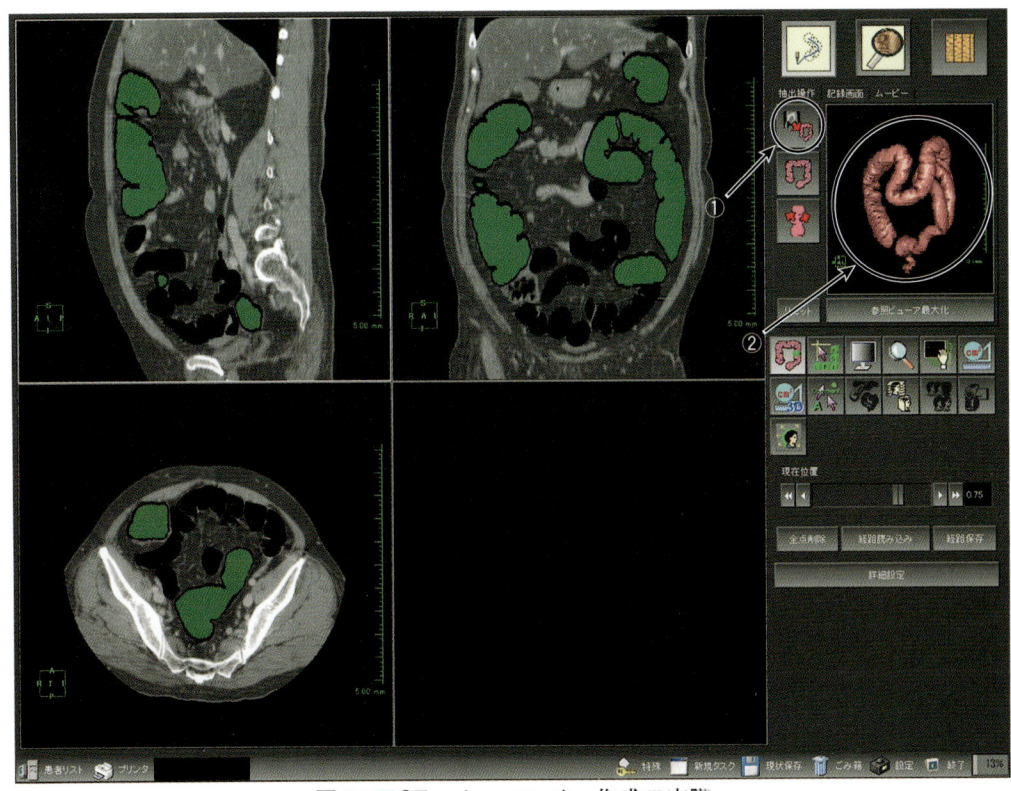

**3** 撮像法と二次元、三次元画像作成の実際　1．大腸

**図 27 ■ CT colonography 作成の実際**
矢印①が大腸抽出ボタン。矢印②が抽出された大腸の Air image。

　なる。同様に、体外の空気や胃、肺などの空気も同じ理由により分離される。
3．大腸内の空気部分の抽出は一瞬にしてなされ、同時に右上方矢印②(図 27)に大腸の Air image が描出される。
4．次に図 28 の矢印で示す大腸管腔内のセンターライン決定ボタンを押すと、瞬時に仮想大腸内視鏡および大腸仮想病理標本の基準線となる管腔センターラインの計算が行われる。このセンターラインは各 MPR 画像および右上方の大腸 Air image の上にオーバーラップして表示され、正確な軌道を示しているかどうかを確認できる。大腸粘膜面決定の CT 値の閾値を−650 H.U. から−900 H.U. と変化させ軌道計算を行った結果、CT 値の閾値が−800 H.U. 程度の場合が最もよく、十分な空気の注入がなされ、大腸の拡張がすべての領域においてなされているならば 2〜3 秒で正確にセンターラインを決定することができた。しかし、CT 値−650 H.U. など低い閾値を用い軌道計算を行うと大腸壁に偽穿孔が発生し、その偽腔を通過した誤った軌道となってしまう。もし、適正な CT 値の閾値を用いても、不十分な空気量や残渣によるアーチファクトなどの原因により、適正なセンターラインの決定が行われない場合は、右側の Air image、あるいは MPR 画像を観察しながら手動にて軌道の修正を行う。中央下に示す画像はセンターライン上の仮想大腸内視鏡画像で、自動的に仮想内視鏡動画

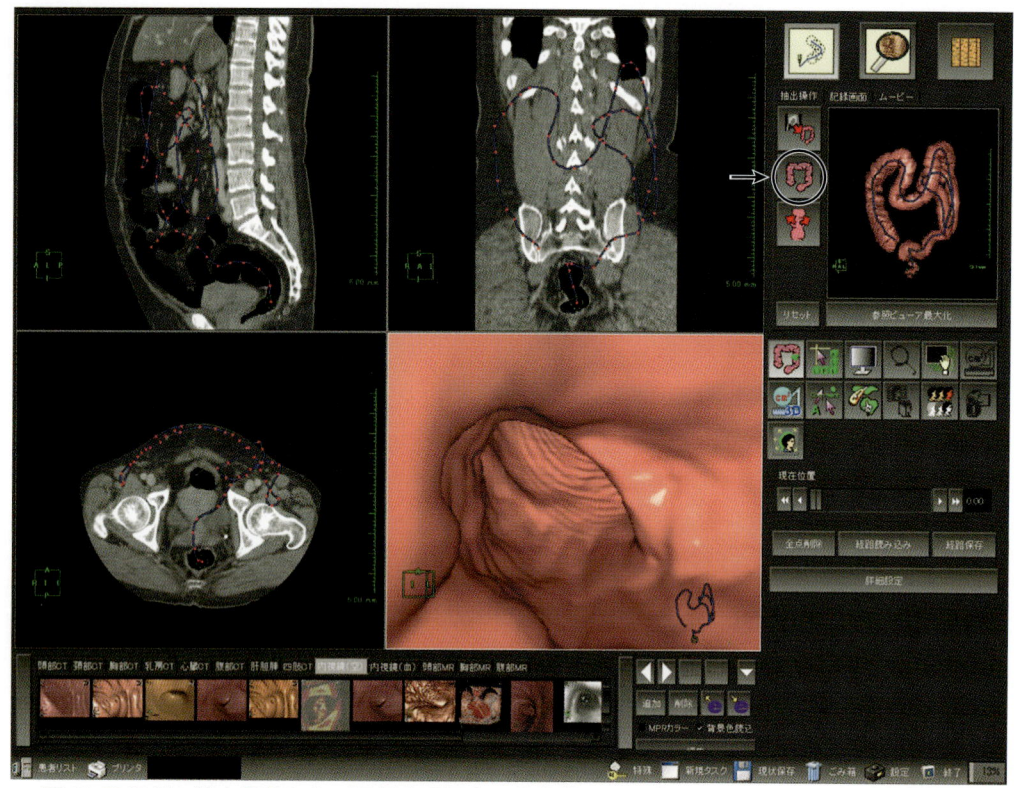

図28 ■ 仮想大腸内視鏡および仮想病理標本の基準線となる管腔センターラインの計算画面
画像中央下に仮想大腸内視鏡画像が表示される。矢印は大腸管腔内のセンターライン決定ボタン。

像として連続的に進行させることができる。

5. 図29に示す画像の左半分は仮想大腸内視鏡画像とその周辺のMPR画像である。このMPR画像上には仮想大腸内視鏡の視点と視野方向を示す矢印が表示される。

6. 右上方矢印①で示す展開ボタンを押すと、仮想大腸内視鏡画像周辺の大腸仮想病理標本の画像が表示される。この展開画像は腸管2周分の表示となっている。なぜなら管腔を開いて表示するには、腸管のどの角度かで仮想的な切開を実施しなければならず、その部位に癌やポリープなどが位置していれば、病変の裁断がなされてしまうからである。これを防ぐため管腔2周分を表示し病変の分断を避けている。大腸仮想病理標本画像の中央に青い線が横方向に引かれているが、その位置が仮想大腸内視鏡画像の視点を示している。大腸仮想病理標本上方矢印②に仮想大腸内視鏡として示される病変が2つの隆起病変像として描出されている。

7. 仮想大腸内視鏡画像として表示される隆起性病変部位の断面画像を観察する場合、仮想大腸内視鏡上に断面の位置を指定することにより図30のように任意のoblique画像を連続的に表示させることができる。深達度の診断および層構造の描出は困難であるが、おおよその浸潤の程度を知ることができる。

8. 図31に大腸仮想病理標本の全体像を示す。この表示画像によって大腸全体を観察で

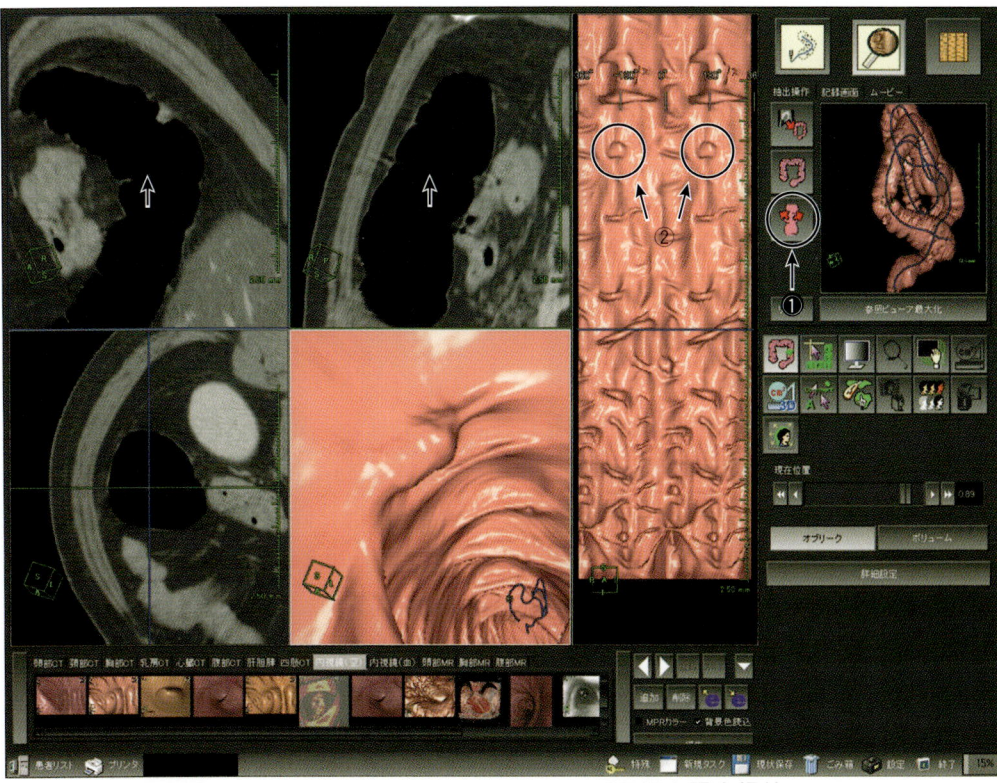

3 撮像法と二次元、三次元画像作成の実際 1. 大腸

図29 ■ 仮想内視鏡の視点と視野方向を示す MPR および仮想大腸内視鏡、大腸仮想病理標本の表示画像
矢印①は管腔展開ボタン。矢印②は仮想病理標本上に示される隆起性病変。

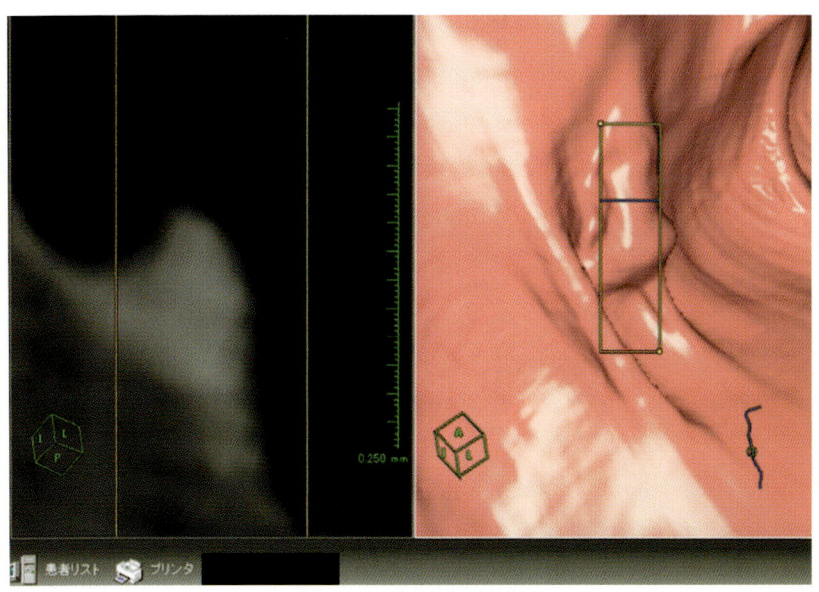

図30 ■ 腫瘍断面画像
仮想内視鏡画像上に位置を指定することにより任意の oblique 画像を連続的に表示させることができる。

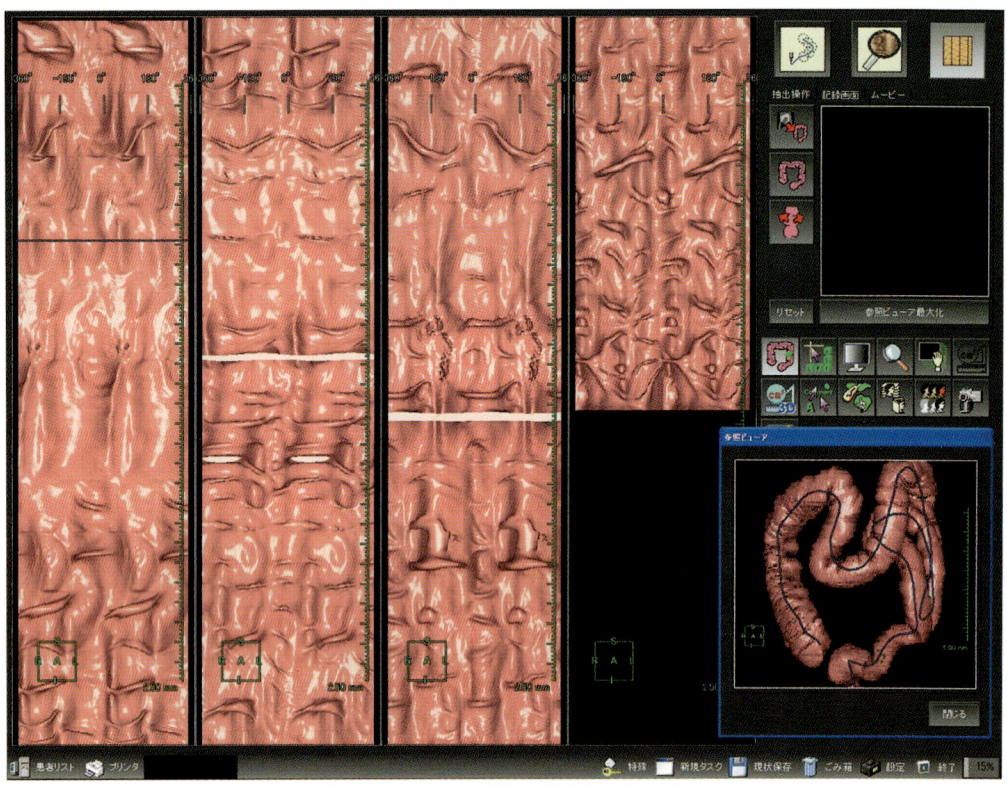

図31 ■大腸仮想病理標本の全体像

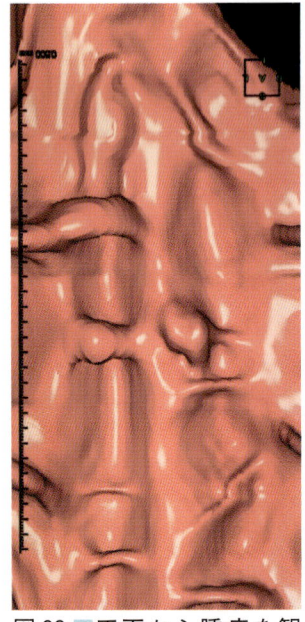

図32 ■正面から腫瘍を観察した大腸仮想病理標本画像

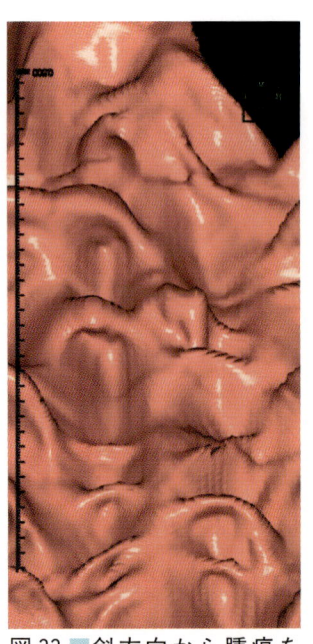

図33 ■斜方向から腫瘍を観察した大腸仮想病理標本画像

き、また、病変の位置を知ることができる。しかし、小さな病変を検出するうえで大きな欠点が判明した。図29中央に示すⅡc＋Ⅱa病変部位の仮想大腸内視鏡画像の大腸仮想病理標本画像を図32に示す。真上からみた画像では病変の存在は確かに認識できるが、この画像だけではⅡc＋Ⅱaと判断するには困難を伴う。また、病変が小さく、襞の側面に付着していた場合、病変の存在自体を認識するのが困難と

28

なる。そこで、本プログラムでは大腸仮想病理標本画像を図33のように任意の方向から傾けて観察できるように設計されている。IIc＋IIa病変は手前斜め方向から観察され、周囲の襞粘膜面も手前方向の側面が描出されている。このように、襞上に位置する微小な病変でも襞の両側面から観察でき、大腸仮想病理標本画像における病変検出の盲点を減少させることができる。

◆文献

1) 稲葉良彦, 小泉 浩, 小倉敏裕, ほか：体位変換が困難で, 注腸造影検査が施行できなかったため, CT による大腸検査（3 D-CT colonography）が有用であった上行結腸癌あった上行結腸癌の1例. 胃と腸 37(11)：1455-1460, 2002.
2) Ogura T, Koizumi K, Kai S, et al：Three-dimensional CT Colonoscopy, Comparison with Colonoscopy and Barium Enema Examination. Radiology 197：444, 1995.
3) 小倉敏裕, 小泉浩一, 甲斐俊吉, ほか：ヘリカルスキャンCT を利用した直腸癌の三次元表示. 日本消化器内視鏡学会雑誌 37：1148-1156, 1995.
4) Ogura T, Koizumi K, Maruyama M：3 D-CT colonoscopy of colorectal carcinoma. Proc of International Conference on Virtual Systems and Multimedia：338-343, 1995.
5) 小倉敏裕, 小泉浩一, 高津一朗：Three-dimensional CT Colonography. 日本放射線技術学会雑誌 56(3)：405-410, 2000.
6) 吉村 平, 松井敏幸, 海老根精二：注腸X線検査における前処置. 現場で役立つ大腸検査の前処置, pp 76-87, 永井書店, 大阪, 2004.
7) 柏木秀樹：注腸X線検査におけるマグコロールP等張液前処置法. INNERVISION 15(2)：76-79, 2000.
8) Vining DJ, Winston-Salem, Teigen EL, et al：Virtual colonoscopy；A 60-second colon examination. Radiology 197(P)：281, 1995.
9) 小倉敏裕, 丸山雅一：三次元CTとMPRの合成による胃腫瘍の画像表示. Medical Imaging Technology 16：125-130, 1998.
10) Ogura T, Koizumi K, Takatsu K, et al：Trial production of Virtual Colonoscopic-fluorography. Radiology 203：656, 2001.
11) 小倉敏裕, 高津一朗, 小泉浩一：大腸VEデータを用いたローテーションMIP表示. 日本大腸検査学会雑誌 18(1)：65-170, 2001.

## 2. 胃

### 1. CTによる胃の検査法

　CT gastrography（以下、CTG）のためのボリュームデータは発泡剤投与後に非イオン性造影剤静注のもとスキャンすることにより収集する。癌研におけるCTGは、胃腫瘍そのものの病期診断に加え病変の周辺臓器への浸潤、リンパ節への転移の診断が主な目的である。造影剤注入開始後25秒で動脈相を撮影、その後、注入開始90秒後に再度撮影を行う[1]。図34は胃体下部大弯側に粘膜襞の肥大と蛇行所見を認めるlinitis plastica型胃癌の仮想内視鏡（Virtual endoscopy）を示す。図35に示す病変正面から観察した画像では、襞間の開大不良がみられ、比較的浅い潰瘍を伴う境界不明瞭な病変を認める。図36に示す同部位の内視鏡画像では比較的浅い白苔と襞の肥大を伴う潰瘍病変を認める。仮想内視鏡画像は内視鏡画像との比較において細部の描出と色の表現に弱点がみられるが、このような大きな病変に関しては十分同定できる能力を有することがわかる。図37に大弯側を観察したAir image像を示す。X線画像や内視鏡画像に比べ解像力がかなり劣るが、胃全体像の把握には利用可能である。

　2番目の症例として図38に体上部後壁小弯側に位置する40 mm×27 mmの潰瘍限局型の胃癌の仮想内視鏡画像を示す。さらに、この病変の断面を表す3D-MPR-CT画像を図39に示す。図40に示す内視鏡画像と比較して、陥凹内部観察の障害となる白苔を

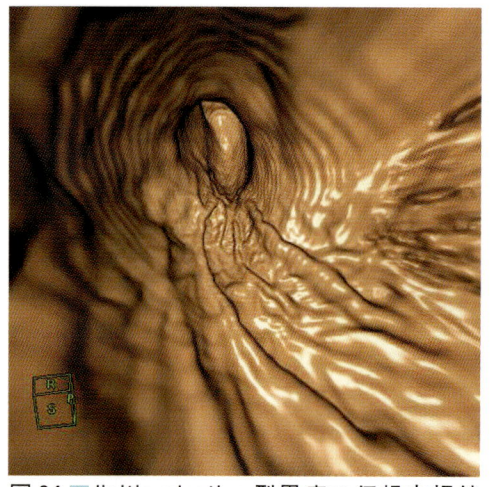

図34 ■ linitis plastica型胃癌の仮想内視鏡画像

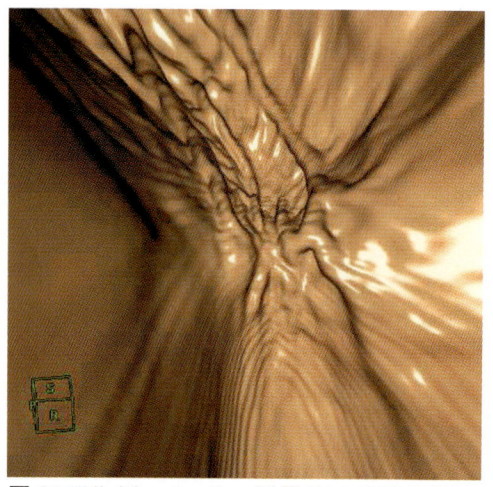

図35 ■ linitis plastica型胃癌の病変正面から観察した仮想内視鏡画像

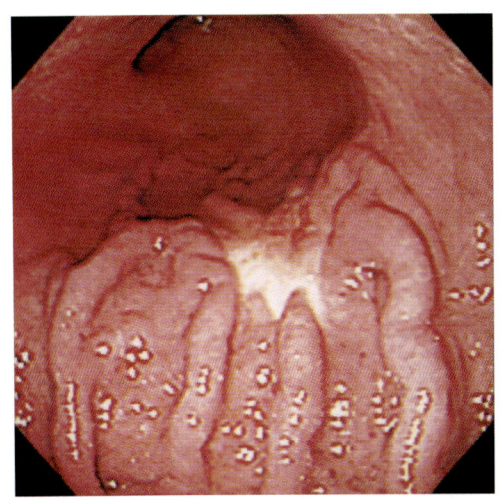

3 撮像法と二次元、三次元画像作成の実際　2. 胃

図36 ■ linitis plastica 型胃癌の内視鏡画像

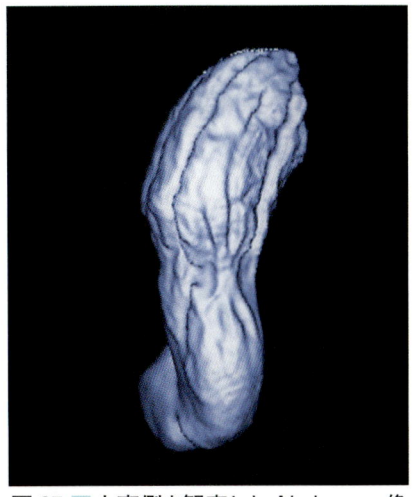

図37 ■ 大弯側を観察した Air image 像

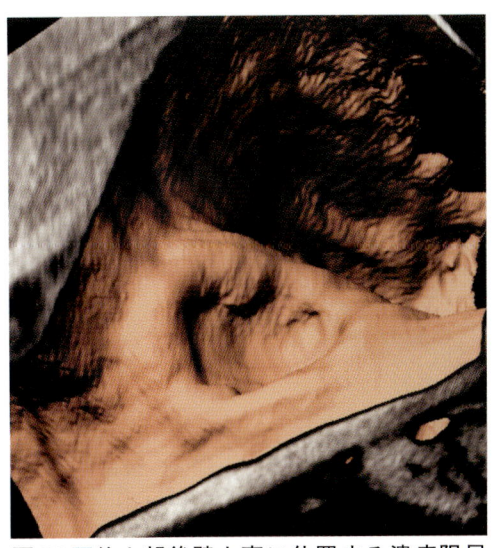

図38 ■ 体上部後壁小弯に位置する潰瘍限局型胃癌の仮想内視鏡画像

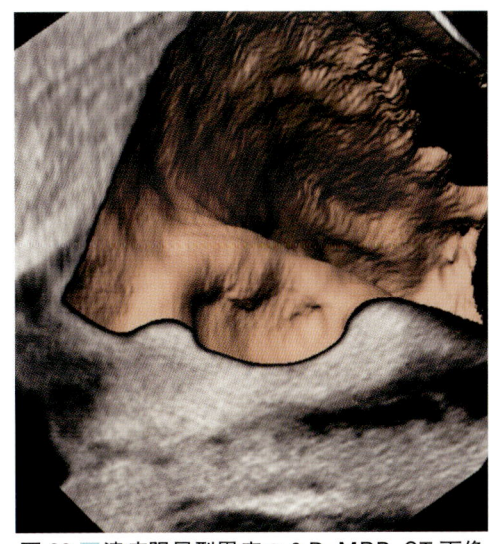

図39 ■ 潰瘍限局型胃癌の 3 D-MPR-CT 画像

閾値の設定により除去することによって、腫瘍の深さ方向の情報がおおよそであるが得られる。また、3 D-MPR-CT 画像により膵臓実質に腫瘍が近接していることが判明し、内視鏡画像では得られない有用な情報源となっているといえる。図41は空気のCT値を有するボクセルを抽出、胃内部空気の表面を半透明表示し、マルチレイヤー法によって血管、骨画像と合成表示し

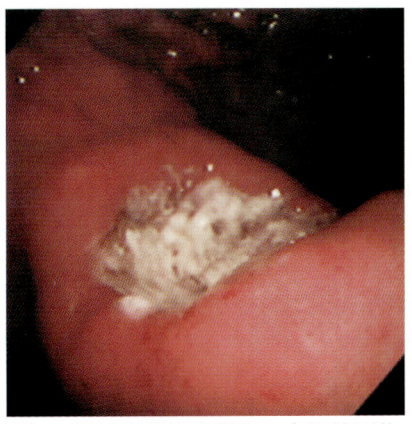

図40 ■ 潰瘍限局型胃癌の内視鏡画像

31

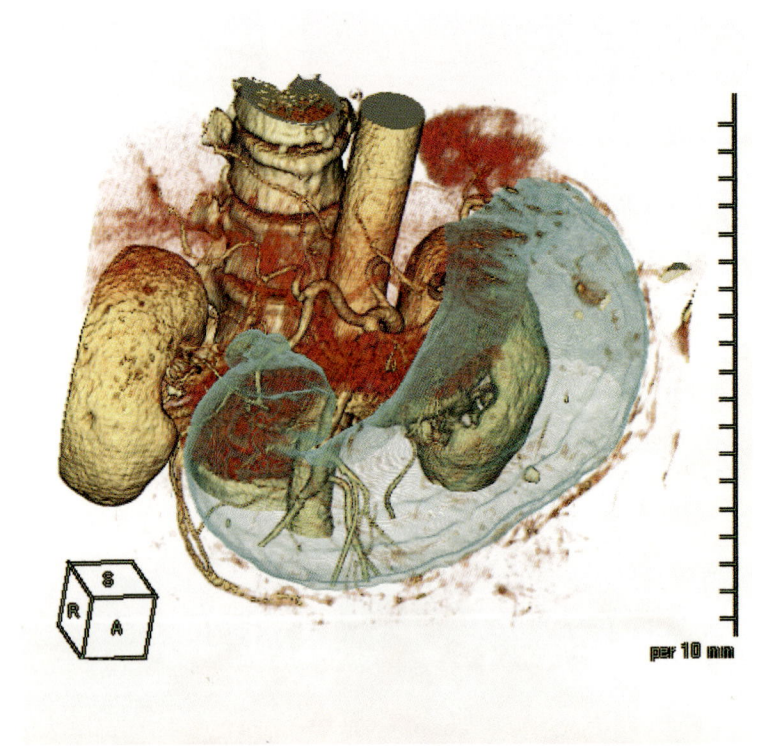

**図41** ■ 胃、血管、骨を合成したボリュームレンダリング画像

たボリュームレンダリング画像である。胃全体の様子および病変の位置を知るだけでなく、術前に血管の anomaly を知ることができ、血管造影検査の代替として利用することができる。

　このように、胃に関してもさまざまな構築法があるが、基本的に情報量は1枚の三次元画像より多数の二次元画像である MPR 画像の方が多い。病変の周辺臓器への浸潤、リンパ節への転移をみるには、この MPR と3D-CT 画像の合成表示を行った3D-MPR-CT あるいは Partial MIP が消化管の内部の様子とともに癌の浸潤の状態を知るうえで有用であり、ページング法によって多くの3D-MPR-CT 画像を詳細に観察するのがよいと考える。

---

◆文献

1) 小倉敏裕, 小泉浩一, 高津一朗, ほか：MSCT の落とし穴；能力の覚醒 6. 消化管撮影のテクニック. インナービジョン 18(1)：80-83, 2003.

# 3. 十二指腸

## 1. CTによる十二指腸検査法

　十二指腸仮想内視鏡画像の構築は約8gの発泡剤を投与した後、左側臥位で撮影する[1]。蠕動抑制のために抗コリン剤の使用は必須で、筋注あるいは静注する。成功率100％とは限らないが、十二指腸下行脚まで拡張した状態でボリュームデータの収集を行う。多少、ノイズが増加するが、ガストログラフィン希釈液の投与でも仮想内視鏡画像の構築が可能である。この場合、小腸などの消化管管腔内造影剤として通常に使用する2％ガストログラフィン希釈液を300～400mℓ投与し、右側臥位にて十二指腸側へ流出させ、その後、背臥位にてスキャンを行う。特に仮想内視鏡画像を必要とせず、二次元画像で構築を行う場合はガストログラフィン希釈液の代わりに水の投与でもかまわない。

　図42の症例はIPMT（Intraductal Papillary-Mucinous Tumor）膵管内乳頭腫瘍、いわゆる狭義の粘液産生性膵腫瘍の症例で、ファータ乳頭の仮想内視鏡

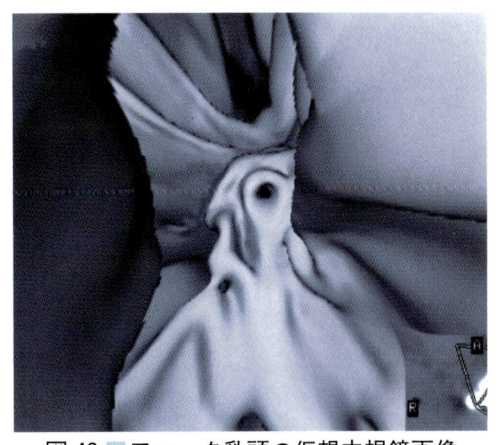

図42 ■ ファータ乳頭の仮想内視鏡画像

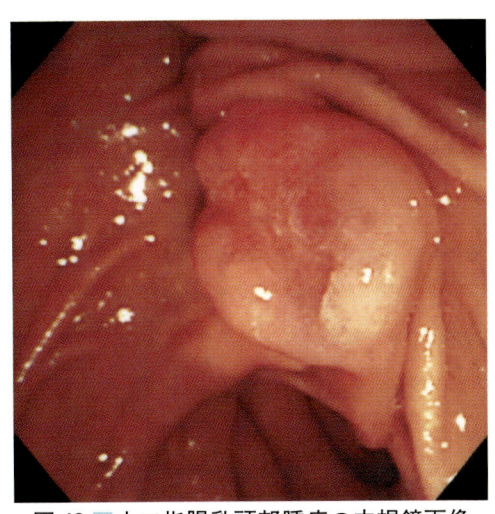

図43 ■ 十二指腸乳頭部腫瘍の内視鏡画像

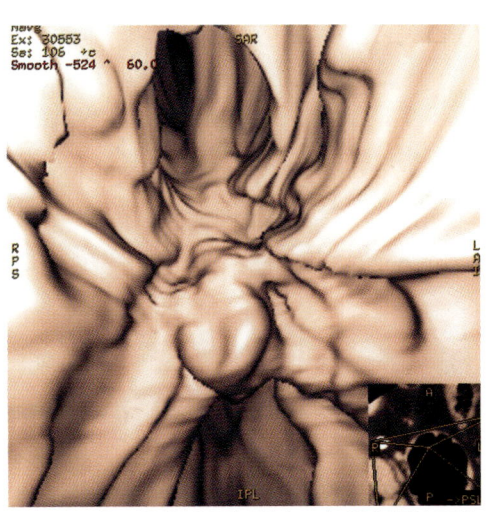

図44 ■ 十二指腸乳頭部腫瘍の仮想内視鏡画像

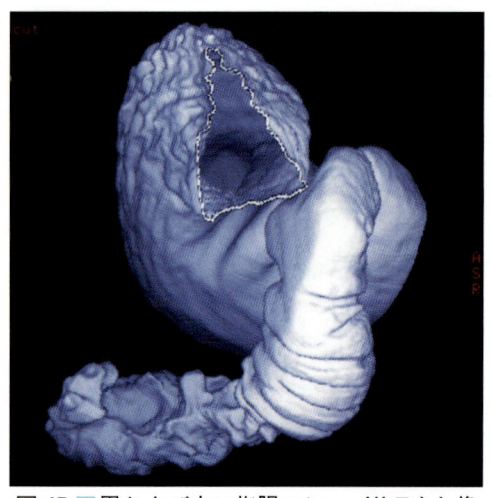

図45 ■胃および十二指腸のシュードトラクト像 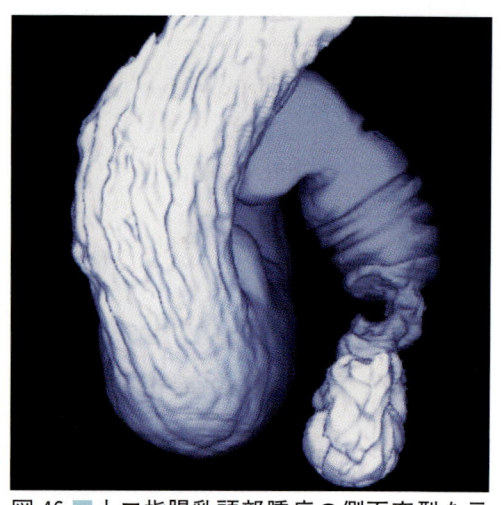　図46 ■十二指腸乳頭部腫瘍の側面変型を示すシュードトラクト像

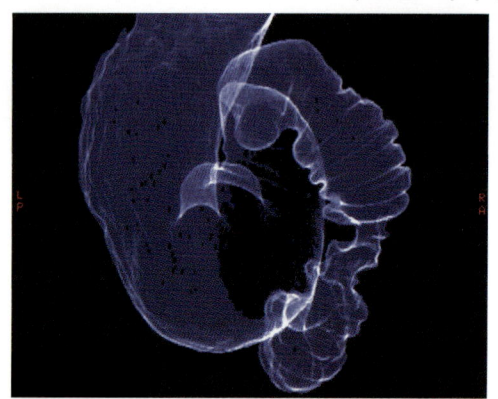

図47 ■X線十二指腸造影近似画像

画像を示す。常時乳頭が開口している症例が多く、このような画像が得られる。図43に示す症例は十二指腸乳頭部腫瘍の内視鏡画像で、同部位の仮想内視鏡画像を図44に示す。図45は胃および十二指腸のAir image像から1ピクセル抽出したシュードトラクト像である。胃と病変の位置関係および、病変の大きさ、形状が明瞭に観察され、内視鏡検査では得られない情報源となる。また、図46のようにシュードトラクト像の表示方向を変えることにより病変側面像の観察も容易に行うことができる。X線撮影では小腸との重なりや、撮影角度などの制限があるが、本方式では重なりをディジタル的に処理することが可能であり、観察方向の制限もないという大きな利点がある。図47は1ピクセル抽出のシュードトラクト像をレイサム表示によって作成したX線十二指腸造影近似画像である。この方式でも病変の側面変形を容易に描出できる。図48に腫瘍を垂直に二分する断面を表示するoblique画像を示す。二次元画像も非常に重要で、腫瘍の浸潤などの情報が得られる。この画像においては、腸管周辺に横に伸びる多数の線状アーチファクトがみられる。これは蠕動運動によるアーチファクトで、特に十二指

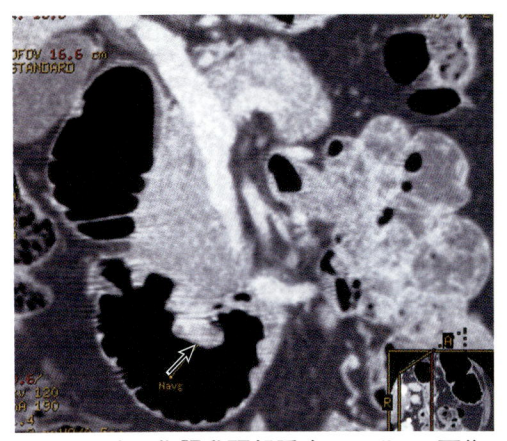

図48 ■十二指腸乳頭部腫瘍のoblique画像

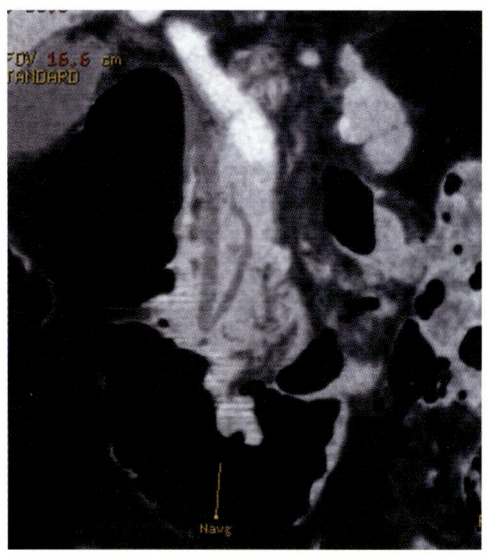

図49 ■胆管および膵管が描出されたMin IP画像

腸周辺は影響を受けやすく、抗コリン剤の効果の高い間になるべく高速でスキャンを行うのが望ましい。さらに、同oblique画像にMin IP処理を行うと図49に示すようにファーター乳頭から延びる、胆管および膵管の観察が可能となる。これは、胆汁、膵液が膵臓実質などの組織に比べ低いCT値を有しているため、Min IP法によって膵臓実質から胆管、膵管を強調して描出することができるためである。詳細は7.「膵臓」(52頁)に記す。

◆文献

1) 小倉敏裕, 小泉浩一, 高津一朗, ほか：MSCTの落とし穴；能力の覚醒 6. 消化管撮影のテクニック. インナービジョン 18(1)：80-83, 2003.

# 4. 小 腸

## 1. CTによる小腸検査法

　小腸は大腸からさらに奥に位置する臓器であるため、三次元構築を行う検査としては難しい部類に入る。小腸撮影の実際としては図50に示すようなCT colonographyに準ずる方法が1つとして挙げられる。この画像は腸管洗浄後の筆者の大腸、小腸画像であるが、肛門からの空気の注入後に撮影されたものである。自験では空気の送気は意外に苦痛なく、空気が大腸のどの位置まで送られているのかが認識され、身体の膨張感を感じた。ただ、送気直後、直腸膨大部の拡張とともに便意を感じ、このときが最も不快であった。小腸への空気の流入は回盲弁の振動により右下腹部の空気の移動が感じられたが、特に痛みや不快感はなかった。膨張感は食事を摂取したときのような膨満感ではなく、身体が少々大きくなったような膨張感で

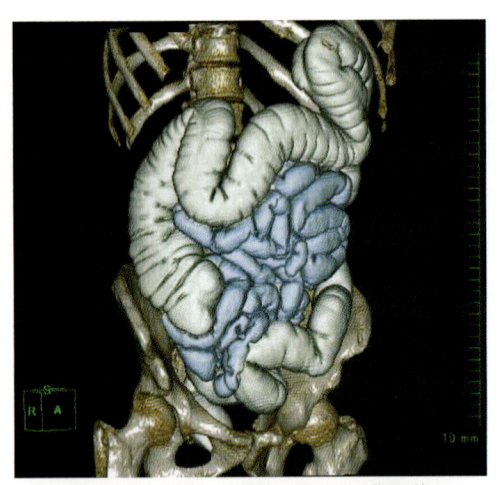

図50 ■ 小腸、大腸、骨の合成画像

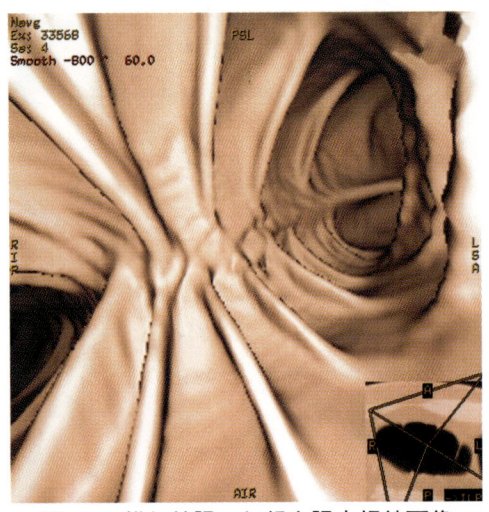

図51 ■ 横行結腸の仮想大腸内視鏡画像

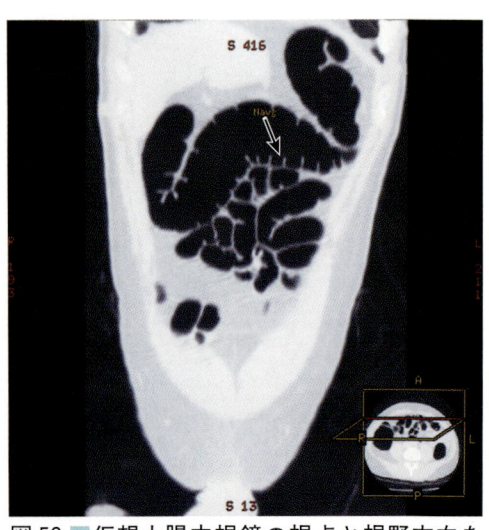

図52 ■ 仮想大腸内視鏡の視点と視野方向を示すcoronal画像

ある。ただ、健常であるが故に苦痛が少なかった可能性もあるので、もし検査を施行する場合、被検者の様子を十分確認し、腹満を訴えた場合は即座に送気を中止すべきである。図50は小腸、大腸、骨をボリュームレンダリング法によって作成し最後にマルチレイヤー法によって合成を行ったものである。十分な大腸の拡張とともに小腸に関してもほぼ拡張しているのがわかる。このボリュームデータを用い大腸と同様に小腸仮想内視鏡画像が作成できた。図51は図52(矢印)に示すcoronal画像に示した視点と視野における筆者の横行結腸の仮想大腸内視鏡画像である。これに対し図53左上に示す小腸仮想内視鏡は図53右上、右下、左下のMPR画像に位置を示す空腸における画像で、図51に示した大腸壁の構造と大きく異なることがわかる。約6mにものぼる小腸の観察位置の確認はaxial、coronal、sagittal画像での視点視野方向の表示が威力を発揮する。

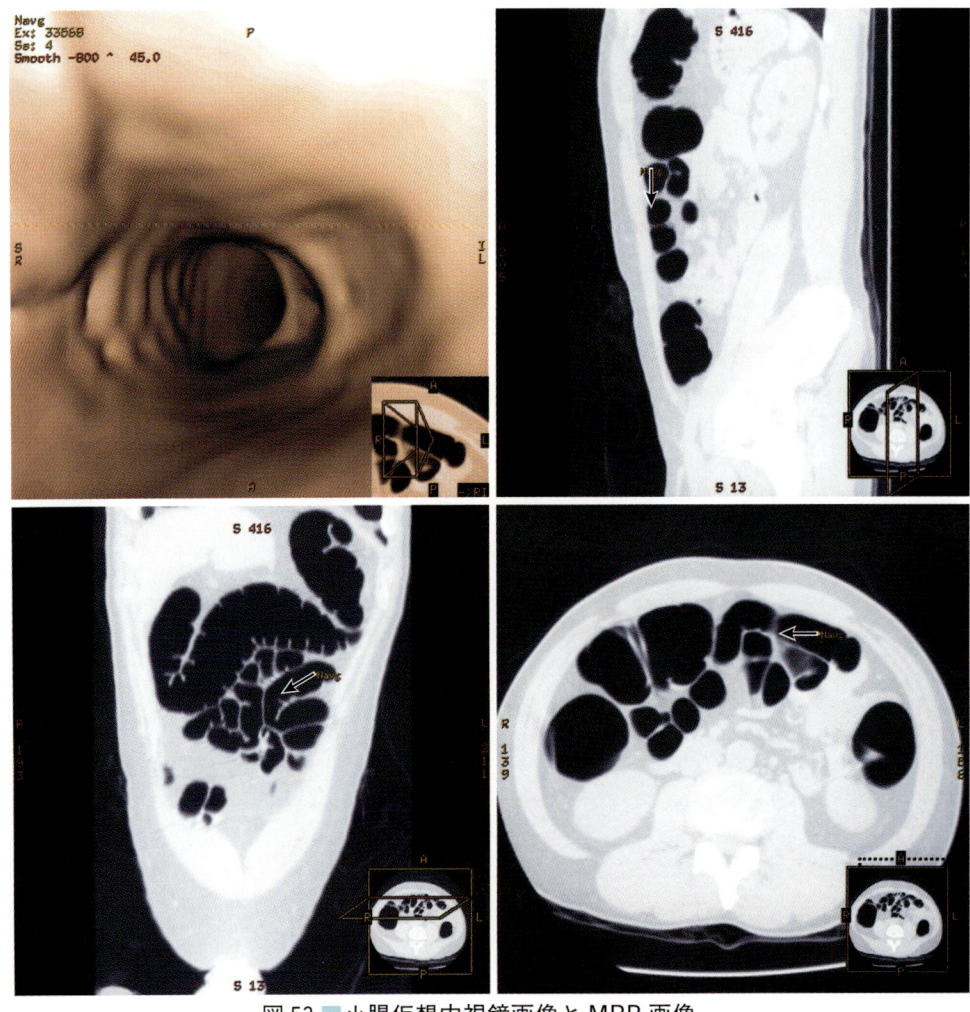

図53 ■ 小腸仮想内視鏡画像とMPR画像
視点と視野方向を矢印で示す。

一方、肛門より送気する方法以外の小腸三次元 CT 撮影法として、イレウス管からのガストログラフィン希釈液の注入による方法がある。この場合イレウス管の挿入に高度の手技と時間を必要とするが、関心領域に限定したガストログラフィン希釈液の注入が可能となり、濃度の調節もでき、仮想小腸内視鏡をはじめさまざまな三次元画像が構築可能である。小腸の場合、大腸にも増して走行が複雑で、小腸三次元画像を通常表示するだけでは関心領域の描出は困難である。そこで、構造的な臓器アーチファクトとなる大腸、骨などをディジタル的に除去し、必要とする診断情報を得る。詳細は第 4 章-3「小腸」(90 頁)に示す症例画像を参考にして頂きたい。

**MEMO**

★好きなように使ってね！

# 5. 肝　臓

## 1. 肝臓のマルチボリューム表示

　肝臓の検査においても、このMDCTによる画像収集データを利用し、多様な画像処理を駆使した二次元および三次元画像を構築することにより、侵襲の大きな検査に匹敵する診断情報が得られるようになった。図54に回盲部癌の肝転移の症例を示す。本症例は回盲部に50 mm×45 mmの結節集簇様の回盲部癌が発見され、SEまで浸潤していると推測されるType IIの癌であると判明した。術前のCT検査の施行によりこの肝転移を認め、再度、手術の可能性を評価する目的のためCTを施行、肝動脈、門脈、肝静脈の走行チェックを行ったものである。スキャンは背臥位にて肝上縁より下縁まで行い、撮影条件は管電圧120 kV、管電流180 mA、管球1回転あたりの照射時間は0.8 secであった。スライス厚は2.5 mm、テーブルスピードは7.5 mm/rotでヘリカルピッチは0.75で、息止め時間は1回あたり14秒であった。造影剤は非イオン性造影剤、濃度370 mgI/ml 100 mlを3 ml/secで経静脈性に注入し[1)][3)]、撮影は注入後20秒で動脈相、注入後60秒で門脈、静脈相、注入後90秒後の3フェーズ撮影を行った。再構成画像間隔は1 mmとしスキャン範囲が166 mmであったため1シリーズ166枚、合計498枚の二次元axial画像を作成した。検査時間はスキャンプラン作成時間も含めほぼ10分以内に終了し、その後、作成した二次元axial画像をVirtual place Advance (AZE)に転送し画像処理を行い、各種二次元・三次元画像を作成した[4)]。

　各フェーズで撮影されたaxial画像より計測された各相の血管および臓器のCT値を表1に示す。造影剤注入後20秒のフェーズでは大動脈、腹腔動脈、下大静脈、腎臓、脾臓が高いCT値を有し、造影剤注入後60秒のフェーズでは肝静脈、門脈が相対的に高いCT値を有していた。造影剤注入後90秒のフェーズでは全体的に造影剤による濃染は低下したが、$S_1$から$S_8$の肝転移が20秒、60秒のフェーズよりやや高いCT値を有していた。造影剤注入後20秒のフェーズのデータを用いボリュームレンダリ

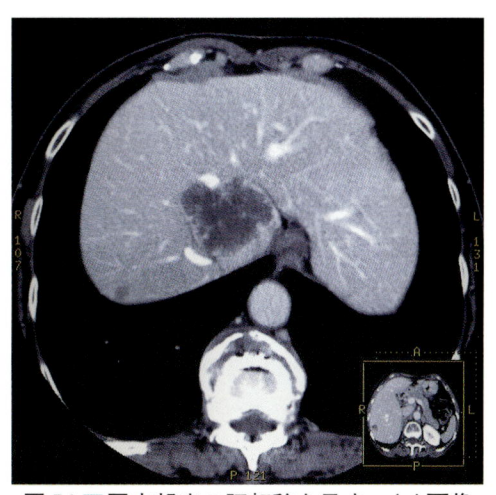

**図54** 回盲部癌の肝転移を示すaxial画像

表1 ■各フェーズで撮影されたaxial画像より計測された各相の血管および臓器のCT値

(単位 H.U.)

|  | 注入後20秒 | 注入後60秒 | 注入後90秒 |
|---|---|---|---|
| 大動脈 | 483.7± 8.1 | 200.1± 7.5 | 165.6± 6.3 |
| 腹腔動脈 | 452.0±18.9 | 191.1±14.7 | 157.6±13.2 |
| 下大静脈 | 273.2±40.3 | 168.3±22.1 | 153.4±17.2 |
| 肝静脈 | 164.2±31.8 | 271.8±11.6 | 252.0± 6.9 |
| 門脈 | 150.4±14.8 | 217.8±15.5 | 182.8±13.0 |
| 肝実質 | 77.5± 7.8 | 145.9± 7.9 | 147.0± 7.4 |
| 肝転移(S1近傍) | 26.1± 8.2 | 36.9±14.7 | 44.6±13.3 |
| 肝転移(S6) | 76.7± 6.7 | 109.8±11.1 | 96.5± 9.7 |
| 脾臓 | 226.9±13.9 | 160.5±12.3 | 139.0±14.4 |
| 腎臓 | 318.4±40.5 | 253.4±11.7 | 238.3±12.5 |

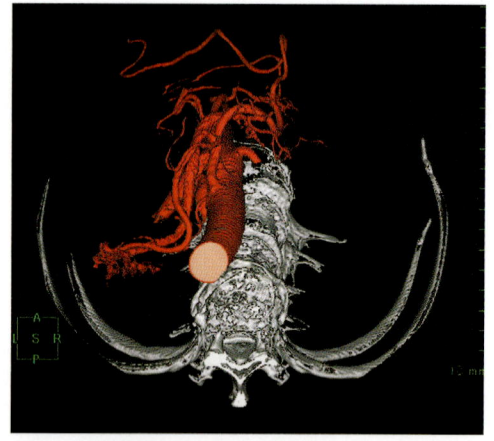

図55 ■造影剤注入後20秒のフェーズのデータを用い、ボリュームレンダリング法によって作成した動脈と骨の合成三次元画像

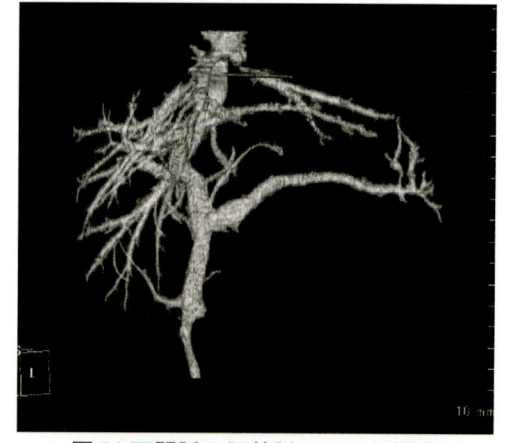

図56 ■門脈と肝静脈の三次元画像

ング法によって作成した三次元画像を図55に示す。300 H.U.以上のCT値を有するボクセルを選択的に抽出し動脈の可視化を行い、マルチレイヤー法によって骨との合成表示を行った。

次に造影剤注入後60秒のフェーズのデータを用い濃染された門脈、肝静脈のボクセルを抽出して三次元構築を行い図56のように表示させた。図57に骨、動脈、門脈、静脈系を合成表示させた三次元画像を示す。肝転移病変は90秒のフェーズの画像データを用い、図58のようにボリュームレンダリング像とMPR画像を合成した3D-MPR-CT画像として表示させた。この画像では肝臓上部中央$S_1$から$S_8$にかけて45 mm$\phi$大の肝転移病変像が暗い茶色で表示されているが、血管系は描出されていない。これらの3フェーズの画像をマルチボリューム法によって合成表示を行ったものが図59のフ

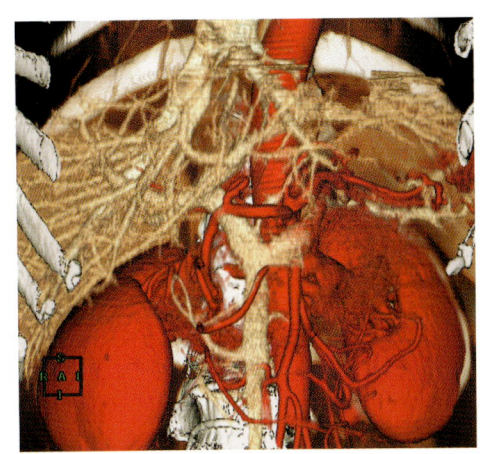

3 撮像法と二次元、三次元画像作成の実際　5. 肝臓

図57 ■ 骨、動脈、門脈、静脈系を合成表示させた三次元画像

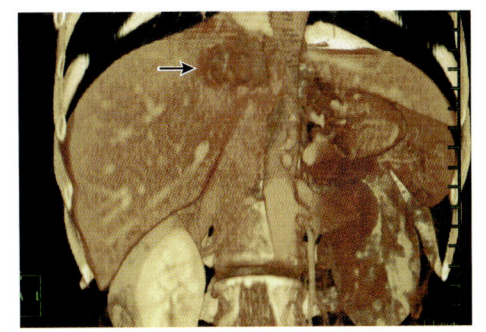

図58 ■ ボリュームレンダリング画像とMPR画像を合成した3D-MPR-CT画像
矢印が45mmφ大の肝転移病変。

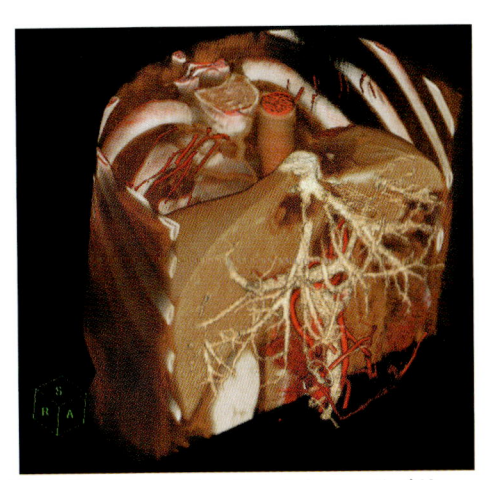

図59 ■ 3フェーズのデータをマルチボリューム法によって合成したフュージョン画像

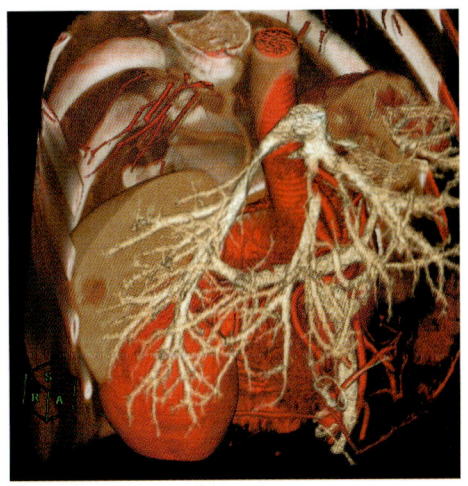

図60 ■ S₆に6mmφの肝転移がみられるフュージョン画像

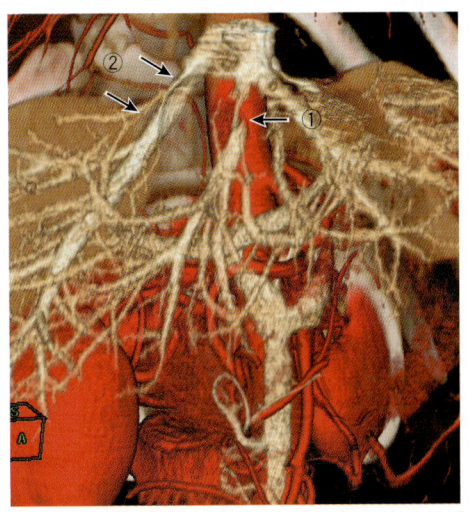

図61 ■ 動脈、門脈、静脈、骨の合成表示の拡大画像
中肝静脈の腫瘍による狭小化（矢印①）と右肝静脈の腫瘍による圧迫像（矢印②）が確認できる。

ュージョン画像である。S₁-S₈にかけて45mmφの下大静脈の肝静脈分岐部全周を取り囲む肝転移による浸潤がみられる。中肝静脈は腫瘍によって浸潤を受け肝転移により狭小化しているのが明瞭に描出されている。一方、図60のフュージョン画像に示すようにS₆にも6mmφの肝転移がみられた。この肝転移に関しては、血管に浸潤を起こすような位置、大きさでないことがわかる。

41

図61に動脈、門脈、静脈、骨の合成表示の拡大画像を示す。図58に示された$S_1$–$S_8$に位置する45 mm$\phi$の肝転移によって中肝静脈が狭小化している(矢印①)のが確認されるとともに右肝静脈が腫瘍によって大きく圧迫されている(矢印②)のがわかる。

## 2. 肝臓の仮想静脈内視鏡

　本章の5-1.で作成された画像で肝静脈に肝転移による浸潤および圧排が認められたため、肝静脈の狭窄および圧排部位におけるバーチャル肝静脈内視鏡画像を以下に作成した。狭窄部周辺の肝静脈のCT値を詳細に調査し、バーチャル肝静脈内視鏡画像作成のためのCT値の閾値を決定した。表1に示すように動脈系では大動脈も腹腔動脈もCT値が450 H.U.以上あり非常に高いコントラストが得られるため容易に内視鏡近似画像が得られる。しかし、静脈系ではこのような高いCT値は得られないため、閾値の設定を慎重に行う必要がある。図62に造影剤注入後60秒のフェーズのデータを用いたときの病変周辺部の中肝静脈のCT値の分布を表すヒストグラムを示す。このヒストグラム像より肝静脈のCT値は225～250 H.U.を有するボクセルと判定し、225 H.U.以上のCT値を有するボクセルを透明表示とし、バーチャル肝静脈内視鏡画像を作成した。図63に肝静脈分岐部を頭側より観察するバーチャル肝静脈内視鏡画像を示す。中肝静脈は腫瘍によって浸潤を受け、左肝静脈は背側より腫瘍と接し、強く圧排を受けている。肝転移病変は隆起性病変として観察され、特に中肝静脈入口は図64のように扁平化し、その先は狭小化しているのが認められる。図65は中肝静脈浸潤部を通過し、turn round法によって180°振り返り観察した画像で中肝静脈末梢側から観察した浸潤部である。非浸潤部から浸潤部にかけて血管径が急速に小さくなっていることが明らかである。図66に示す脾動脈、総肝動脈分岐部の腹腔動脈バーチャル血管内視鏡画像(図67)と比較すると、動脈では特に病変による浸潤などはなく血管辺縁が非常に滑らかで不整や凹凸がまったく認められないのに対し、肝静脈浸潤部の画像では明らかな隆起や辺縁不整がみられ、正常な血管壁を描出していない。このように、肝静脈のバーチャル血管内視鏡画像により肝転移による浸潤を明瞭に描出することができた。

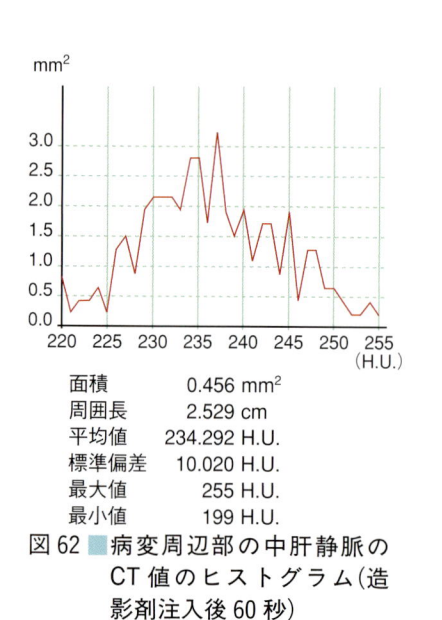

　仮想血管内視鏡では動脈系だけでなく静脈系でも血管内部に視点をおき任意方向の視野を設定し静脈に浸潤する肝転移を明瞭に描出することもできる。また、浸潤した静脈に対し近位、遠位双方向から血管内視鏡的観察ができ、浸潤境界部位の画像が構築できることを確認した。

| | |
|---|---|
| 面積 | 0.456 mm² |
| 周囲長 | 2.529 cm |
| 平均値 | 234.292 H.U. |
| 標準偏差 | 10.020 H.U. |
| 最大値 | 255 H.U. |
| 最小値 | 199 H.U. |

図62 ■ 病変周辺部の中肝静脈のCT値のヒストグラム(造影剤注入後60秒)

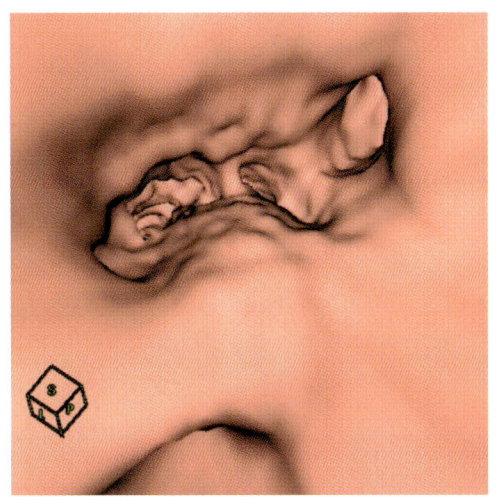

図63 ■ 肝静脈分岐部を頭側より観察したバーチャル肝静脈内視鏡画像

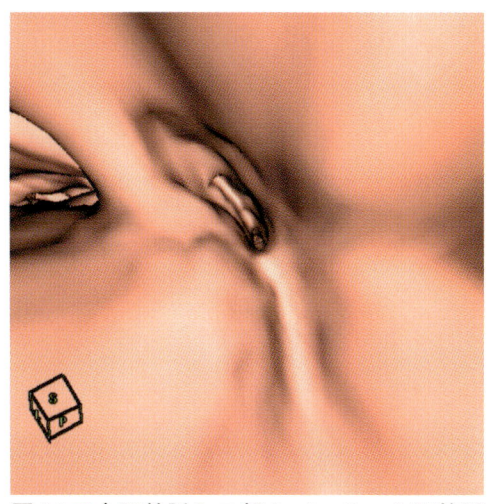

図64 ■ 中肝静脈入口部のバーチャル肝静脈内視鏡画像

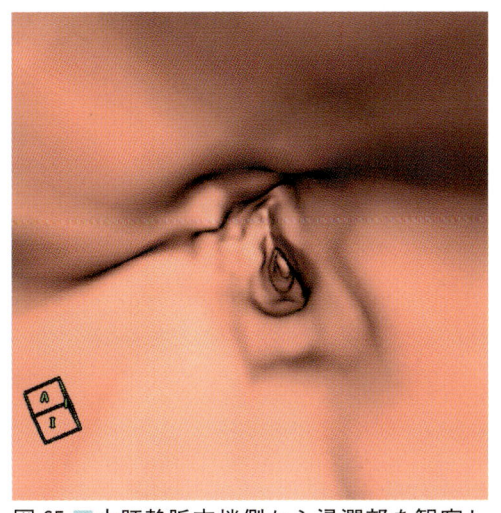

図65 ■ 中肝静脈末梢側から浸潤部を観察したバーチャル肝静脈内視鏡画像

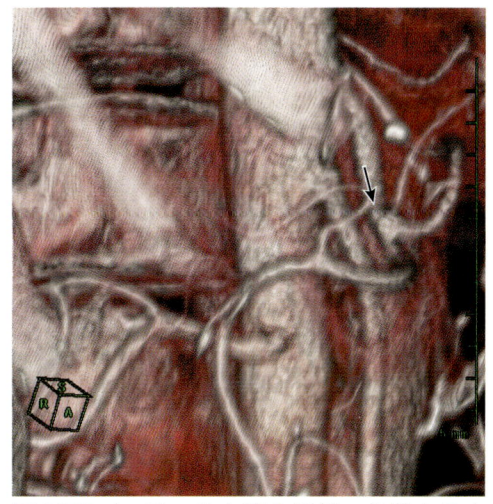

図66 ■ バーチャル血管内視鏡の位置を示す動脈三次元構築画像

通常血管内の光学的内視鏡は特殊な場合を除き実施されることはほとんどなく[5)6)]、10分以内の検査で低侵襲的にこのような画像が得られることは意義のあることである。

バーチャル肝静脈内視鏡画像作成にあたり使用するマルチボリューム法は、別々に描出される動脈相、門脈、静脈相の各フェーズの血管像を合成でき、さらにMPR画像とも合成表示できる。これらにより腫瘍との位置関係を特定するのに非常に有用である。多数枝別れしている血管系すべてをバーチャル血管内視鏡で病変検索するのは得策ではなく、病変位置の確定をマルチボリューム法によって行うのが効率的であるといえる。バーチャル肝静脈内視鏡画像の作成にあたっては動脈系の画像を作成するときと異なり注意する点がある。1点は画像データ収集時、静脈系、特に下大静脈では経時的な血管

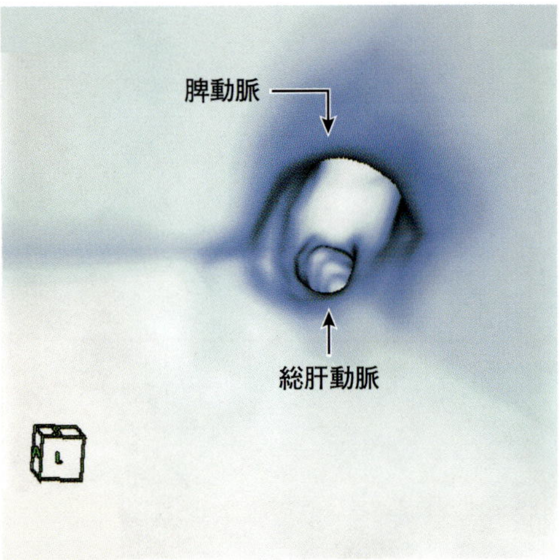

図67 ■脾動脈、総肝動脈分岐部の腹腔動脈バーチャル血管内視鏡画像

壁の形状変化がみられることである。そのためにできるだけ高速にスキャンできるMDCTの使用が望まれる。また、心臓近傍の血管系では拍動によるモーションアーチファクトが非常に大きくなり心電図同期による撮影が必要になると考える。もう1点は造影むらによるCT値のばらつきが挙げられる。特に下大静脈で多くみられることであるが、血管内で造影剤の濃度むらが非常に大きく、各静脈分枝より流入するCT値の異なる静脈血が渦流となって画像上に現れる。よって静脈のバーチャル血管内視鏡の場合閾値の設定が難しい。部分的に異なったCT値を有するボクセルが存在した場合、アーチファクトとして描出され過った血管壁の構築を行ってしまうことがあるので、CT値の詳細な分布を把握する必要がある。

◆文献

1) 市川智章：CT造影理論. CT造影理論のすべて, pp 185-193, 医学書院, 東京, 2004.
2) 立神史稔, 松木　充, 可児弘行, ほか：マルチスライスCTにおける肝の造影法. 日本医学放射線学会雑誌 63(8)：409-411, 2003.
3) 篠崎賢治, 吉満研吾, 入江裕之, ほか：肝臓. マルチスライスCT進化論, 隅崎達夫(監修), pp 101-111, 日本シェーリング, 大阪, 2004.
4) 小倉敏裕, 高津一朗, 根岸亮一, ほか：バーチャル肝静脈内視鏡の試作. 群馬県立医療短期大学紀要 Vol 12, 印刷中, 2005.
5) 朝倉正紀, 藤　久和, 足立孝好, ほか：冠動脈内視鏡所見からみたAcute Coronary Syndromeの病態. 日独医報 42(3/4)：586-587, 1997.
6) 中村　茂：血管内エコーと血管内視鏡 冠動脈疾患への応用. 日本放射線技師会雑誌 45(8)：1086-1093, 1998.

## 6. 胆嚢、胆管

### 1. ERC-CT

　胆嚢、胆管の三次元画像構築は内視鏡的逆行性胆管造影法(Endoscopic retrograde cholangiography；ERC)によるファーター乳頭からの造影を利用し、CT で撮影することにより作成することが可能である[1)2)]。図68 は ERC 直後に施行した ERC-CT の画像データから作成したサーフェースレンダリング画像である。この画像は胆嚢、胆管、十二指腸に充満した造影剤の CT 値を抽出し構築したものであるが、巨大な総胆管嚢腫が左上にみられ、胆嚢には正常のパターンとは異なる多数の凹凸不整を呈する。マルチレイヤー法によって骨との合成を試みた画像を図69 に示す。総胆管嚢腫の胆管粘膜は比較的スムーズで画像左に位置する胆嚢と同程度の大きさまで拡張している。嚢腫上部の楕円像は空気像によるものである。通常の ERC 検査時に得られる X 線画像は図70 に示すようなレイサム法によって表示させることができる。図68 の画像データからサーフェースイクストラクト法によって表面の1ボクセルを抽出し、このレイサム法を組み合わせることによって図71 のような仮想胆嚢胆管二重造影像が得られる[3)]。胆嚢内部に散在する隆起性病変がみられ、内部情報を表示する1つの方法として有用と思われる。図72 は MIP 法による胆嚢胆管像であるが、この画像の場合、特に総胆管と膵

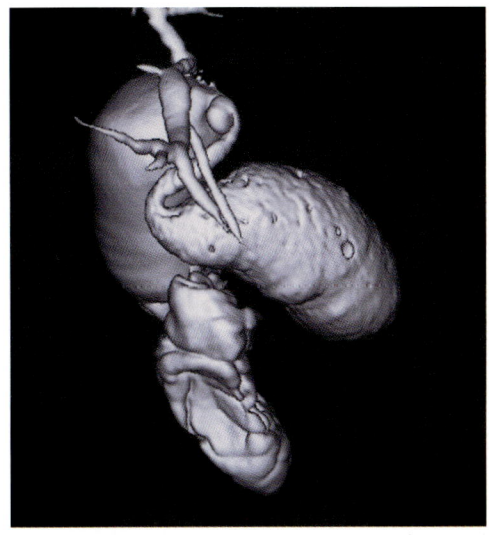

図68 ■ ERC-CT サーフェースレンダリング画像

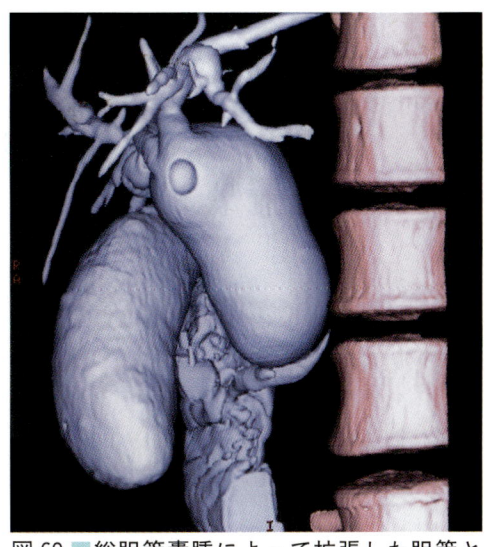

図69 ■ 総胆管嚢腫によって拡張した胆管と胆嚢(左)

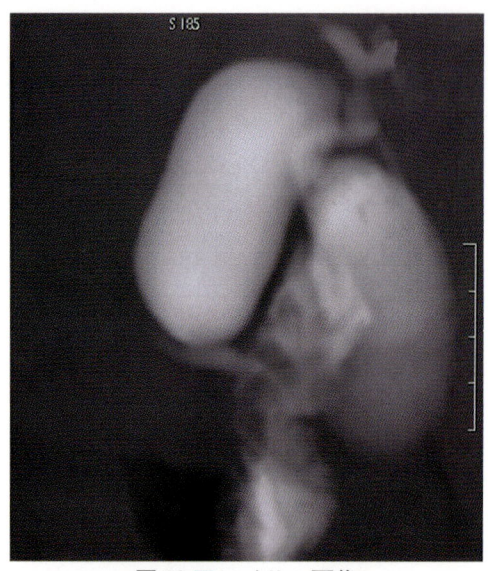

図70 ■ レイサム画像

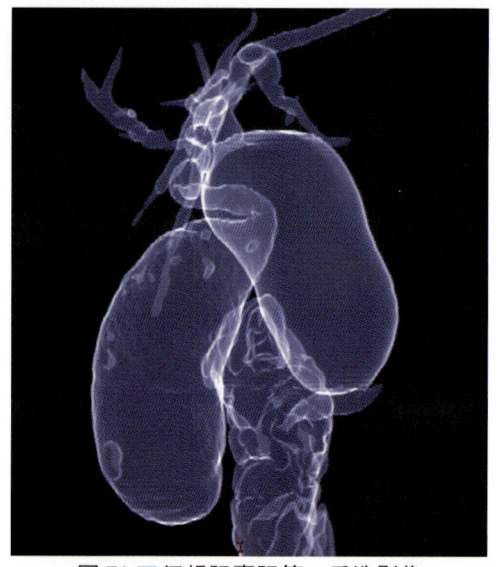

図71 ■ 仮想胆嚢胆管二重造影像

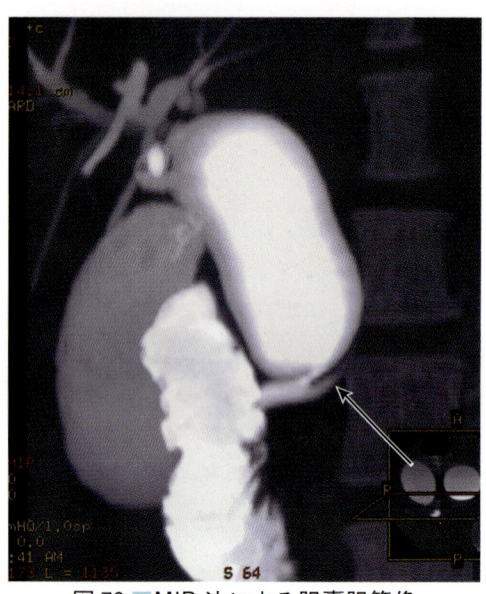

図72 ■ MIP法による胆嚢胆管像
膵管と胆管は合流異常が確認された（矢印）。

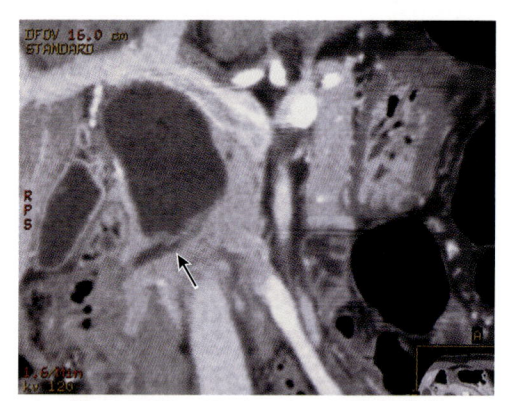

図73 ■ Min IP法による胆嚢胆管像
矢印が膵胆管合流異常。

管の合流点および拡張起始部の確認に有用であった。この症例の場合、膵管と胆管は高位で合流し合流異常が確認された（矢印）。総胆管嚢腫は合流異常部より嚢腫状に拡張し、76 mm×34 mm×26 mmの大きさを有していた。合流異常の確認には図73（矢印）のように通常の造影CT撮影においてMin IP法を用いる方法も有用である。MPRによって膵管、胆管と平行に走行するオブリーク面を探し、そのオブリーク像にMin IP法を適用し膵管、胆管の分岐点を描出する。また、ERC-CTのデータを用いると容易

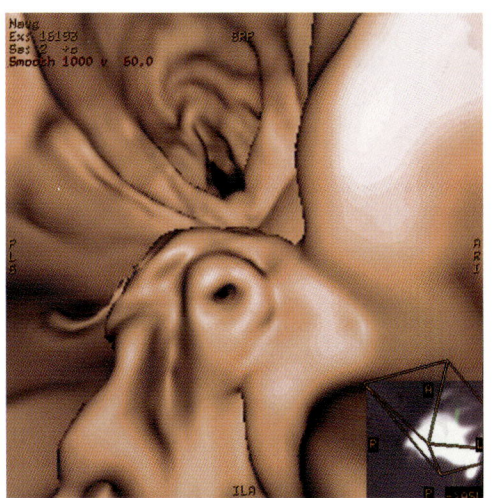

図74 ■ファーター乳頭の仮想内視鏡画像

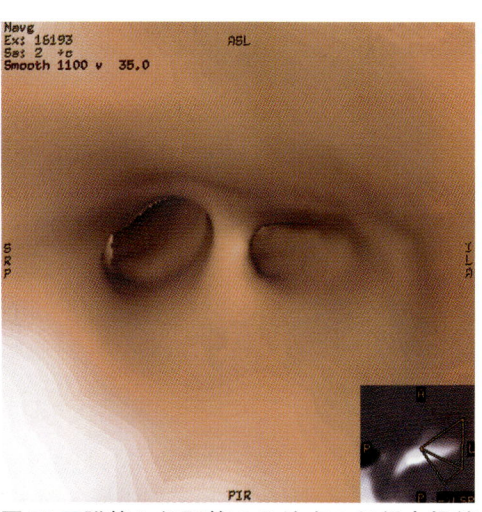

図75 ■膵管と総胆管の分岐点の仮想内視鏡画像

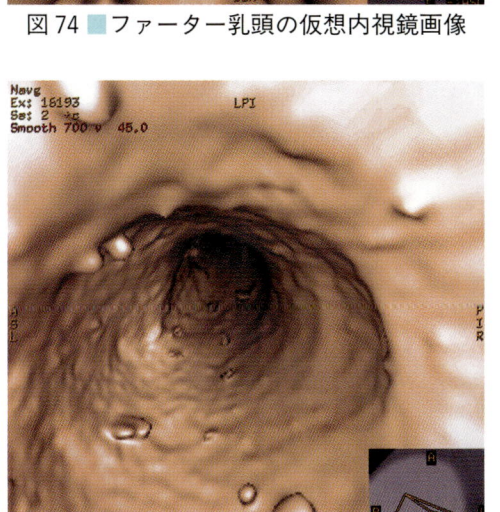

図76 ■胆嚢内部の仮想胆嚢鏡画像

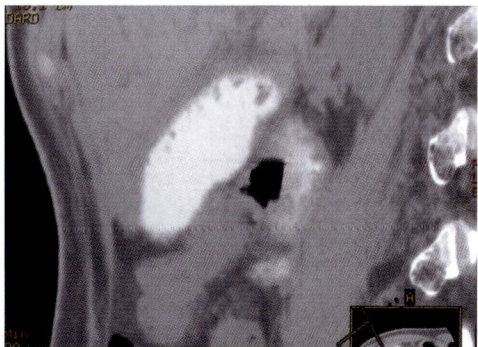

図77 ■7.9mm厚のスラブ厚での胆嚢MinIP画像

に仮想胆管鏡が作成できる。図74に鉢巻き襞が著明なファーター乳頭の仮想内視鏡画像を示す。ファーター乳頭の肥大はなく、特に開口部に異常は認められない。図75は膵管と総胆管の分岐点における画像で左方向に別れるのが総胆管で、粘膜面は比較的スムーズであるが、この先すぐに総胆管は嚢状に拡張している。図76は胆嚢内部の仮想胆嚢鏡画像である。全周性に胆嚢粘膜は凹凸不整を呈し最大径7mmの多数の過形成ポリープがみられる。一部に有茎性のポリープもあるが、図71の仮想胆嚢胆管二重造影像では小さなポリープは描出されておらず、解像力に限界があることがわかる。胆嚢壁のシルエットをみるために図77に示す7.9mm厚のスラブ厚でのMin IP画像を作成すると、胆嚢内の小ポリープは淡く細かい透亮像を呈し、胆嚢辺縁も粘膜像を反映して毛羽立ち像を呈しているのがわかる。

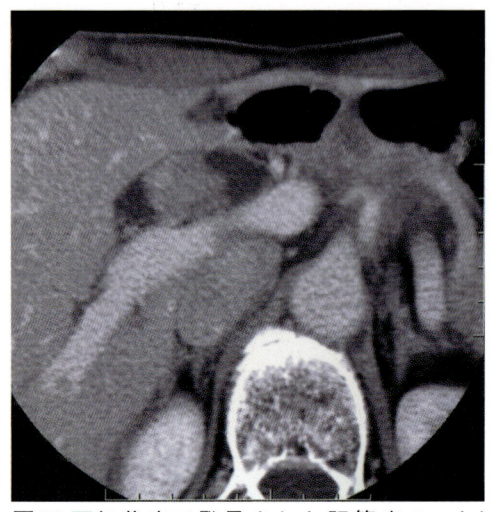

図78 ■無黄疸で発見された胆管癌のaxial画像

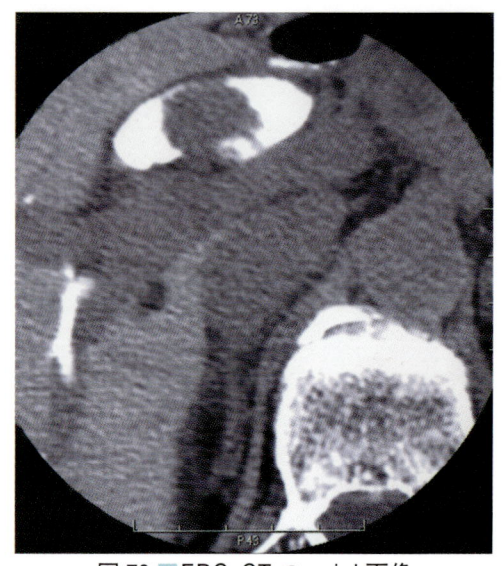

図79 ■ERC-CTのaxial画像

## 2. 胆管

　図78は無黄疸で発見された胆管癌の1例で、検診で胆管内隆起性病変を指摘され、中部胆管内に造影早期に造影効果を有する25 mm大の腫瘤を認めた。ERCにて中部胆管に陰影欠損像およびその乳頭側に壁不整像がみられたが、肝側の胆管壁は保たれていた。ERC直後にERC-CTを施行し三次元画像と仮想胆管鏡画像を作成した。図79はERC-CTのaxial画像で、図78の造影画像と異なり、胆管内部に造影剤が通常の胆汁貯留よりも少々陽圧の状態で充満しているのがわかる。そこで、解像力を上げるために胆管を中心に11.6 mmと16.9 mmのFOV、再構成ピッチ0.5 mmで再構築した2種類のaxial画像を利用して三次元画像の構築を行った。横断方向の解像力を上げるには物理的に限界があるがFOVを小さく再構成し、体軸方向の解像力を上げるには再構成ピッチを細かくして画像を作成する。図80にFOV 16.9 mmのデータを用い胆管全容を観察するボリュームレンダリング画像を示す。上部から中部胆管に、立ちあがりの急峻な25 mm程度の不整な腫瘤陰影を認める。ボリュームレンダリング画像は肝臓や骨との位置関係および胆管外観を見るには優れた構築画像である。図81は胆管内の造影剤のみを抽出し構築したサーフェースレンダリング法による画像である。腫瘍は不整な隆起として描出され、乳頭側には不整粘膜模様が存在した。図82はサーフェースレンダリング画像の外壁1ボクセルを抽出しレイサム表示することによって作成した二重造影に類似した画像であるが、本画像をみると腫瘍対側および腫瘍乳頭側に壁不整像を認めるものの肝側胆管壁には明らかな異常は認められない。乳頭側より観察した仮想胆管鏡を図83に示す。仮想胆管鏡はより限局した領域を高い解像力で観察するためFOV

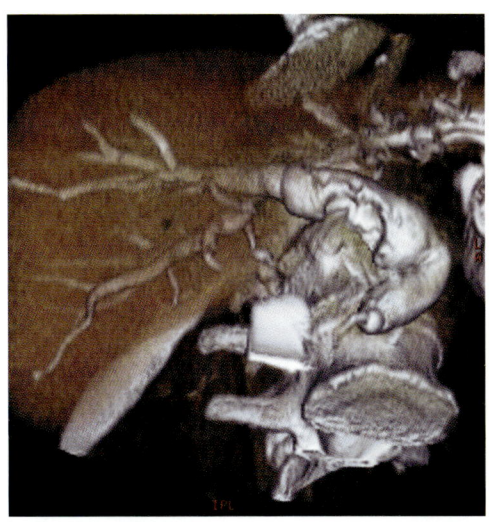

図80 ■胆管ボリュームレンダリング画像

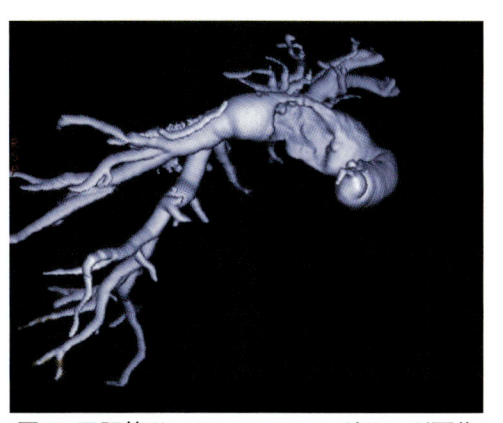

図81 ■胆管サーフェースレンダリング画像

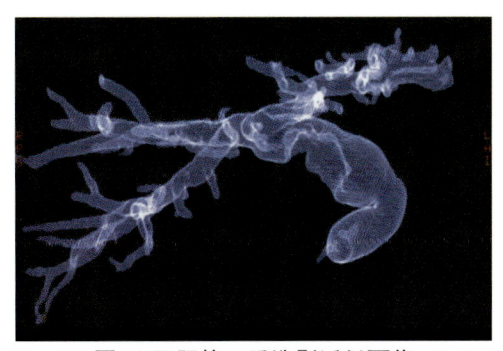

図82 ■胆管二重造影近似画像

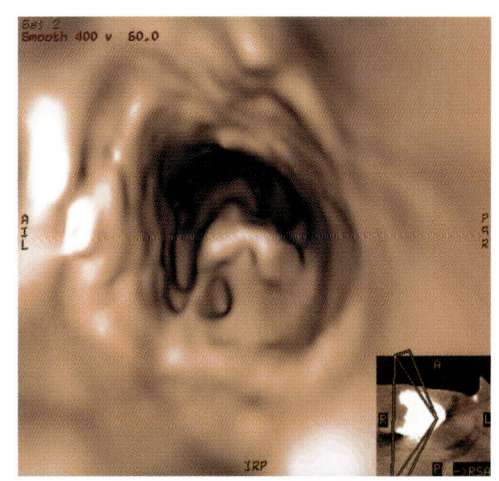

図83 ■乳頭側より観察した仮想胆管鏡

11.6 mm のデータを用いた。腫瘤像は腫瘍表面が不整な隆起として描出され胆管断面積の約 70% を占める大きな腫瘤であることがわかる。また、腫瘍の手前左壁および上壁にあたる腫瘤対側の乳頭側に不整粘膜模様を認める。

## 3. DIC-CT

　ERC は陽圧をかけて造影剤の注入を行うため、高い濃度の造影剤が直接胆管、胆嚢に貯留し高いコントラストが得られる。このため、ERC-CT データを用いた三次元画像構築は比較的簡単に良好な画像が得られる。しかし、検査自体、侵襲的でかなりの苦痛を伴うため、通常は低侵襲な点滴注入胆嚢胆管造影(Drip infusion cholangiography；DIC)を用い CT で撮影する(以下 DIT-CT)。このデータを用い、3 D-CT イメージング(以下、DIC-3 D-CT)を行っている[4]。DIC-3 D-CT 検査の進め方として、ま

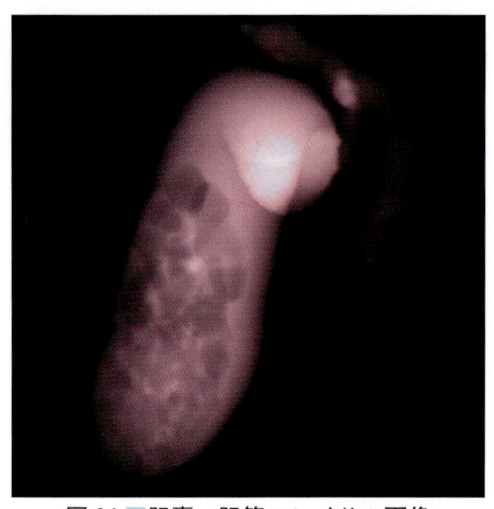

図84 ■胆嚢、胆管のレイサム画像 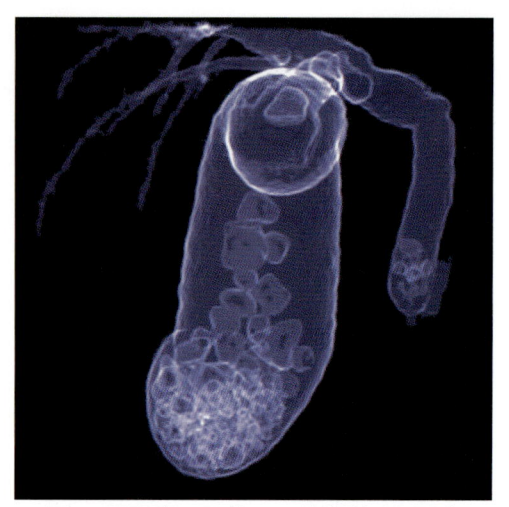　　　図85 ■胆嚢、胆管の二重造影近似画像

　ず、検査日の朝に胆嚢の収縮を促すため卵黄を投与する。検査30～60分前にビリスコピン DIC 50® 50 m$l$ の点滴を行い、スライス厚1.25 mm でスキャンする。その後、胆嚢胆管部に ROI を設定し500 $\mu$m の間隔で拡大 axial 画像を作成、3 D-CT のボリュームデータとする。被検者によっては、①肝機能の低下により造影剤移行が不十分となる、②胆管拡張が著しく造影剤が薄くなる、③十二指腸に造影剤が流出してしまう、④胆道系の閉塞のため胆汁と造影剤の分離が起こる、などの現象が発生し、検査の施行に支障をきたす場合がある。また、造影剤の中に胆汁がよどみ部分的に低い CT 値となる Stratification phenomenon の起こる場合がある。このような場合、体位変換などを行って胆嚢内の濃度ができるだけ均一になるようにする。
　図84は造影されたビリスコピンの閾値以上の CT 値を用いて作成したレイサム画像である。閾値より低い CT 値を有する胆石、胆管結石などが画像陰影となって描出される。図85は図84で得られたボクセルデータの外側の1ボクセルを抽出しレイサム表示を行ったもので、仮想胆嚢、胆管二重造影像である。本法では胆石のみならず、レイサム画像で確認できない胆管結石が明瞭に描出されている。図86は胆嚢内部の様子が観察できるようにカッティング処理を行った3 D-MPR-CT による三次元構築画像である。胆嚢底部ほど細かい胆石が沈澱し上部には表面が不整な角張った胆石が多くみられる。通常、胆石の検索は MPR 画像のページング法または比較的薄いスラブ厚を有する Min IP 画像のページング法を用いるとよいと思われる。図87はスラブ厚5 mm の Min IP 画像であるが、大小さまざまな胆石が明瞭に観察できる。
　胆嚢、胆管癌の診断法は US、CT、MRI、MRCP などの低侵襲的な検査から、ERCP、PTC、EUS、IDUS、PTCS などの侵襲的検査まで多岐にわたる[5]。通常、診断の決め手になるのは後者であるが、DIC-CT の施行により MDCT を用いれば容易に

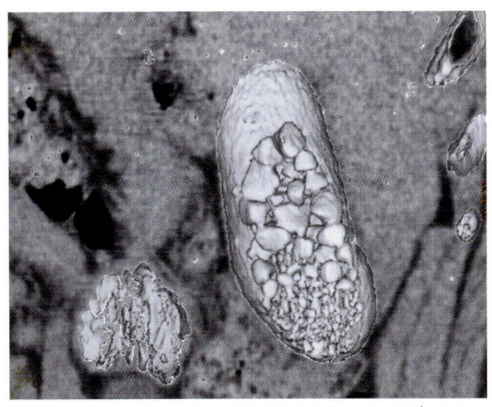

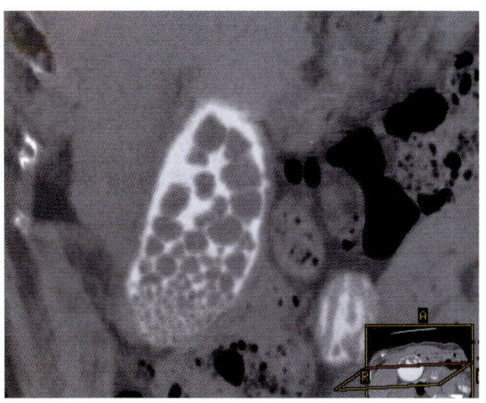

図86 ■ カッティング処理を行った胆嚢3D-MPR-CT画像

図87 ■ スラブ厚5mmの胆嚢Min IP画像

ERC(PTC)や胆道、胆嚢鏡近似の画像が低侵襲に作成できる。これらの画像が胆嚢、胆管の侵襲的な検査に取って代われば、被検者のメリットは大きい。しかし、診断能については未知であり、今後症例を蓄積し、検討が必要であると考える。

◆文献

1) 竹下浩二, 古井 滋, 原澤有美, ほか：胆膵の3D-CT. 胆と膵 19：191-196, 1998.
2) 唐澤英偉：CTによる胆膵のVirtual Endoscopy. 消化器内視鏡 12：1005-1012, 2000.
3) 小倉敏裕, 高津一朗, 清水是雅：3D-CTイメージング；消化器への応用. pharma Medica 21(2)：45-50, 2003.
4) 小倉敏裕：生体情報の処理. 三次元処理 図解診療放射線技術実践ガイド, pp 609-613, 文光堂, 東京, 2002.
5) 藤田直哉, 猪狩功遺, 亀井 明, ほか：無黄疸で発見された胆管癌の1切除例. 消化器画像 3(4)：506-510, 2001.

# 7. 膵　臓

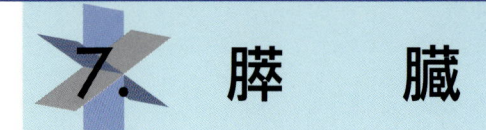

## 1. MDCTを用いた膵臓の検査

　撮像の基本的な考え方は主膵管、膵管分枝と健常膵および病変との造影効果の差をできるだけ大きくし、病変の検出率を向上させることである。検査直前に被検者に水を300 m$l$ 投与し、胃、十二指腸を拡張させファーター乳頭部の描出を容易にする。その後、抗コリン剤を筋注あるいは静注し、まず、膵臓の位置の確認および肝臓病変の有無の確認のために、単純撮影で上腹部全体をスライス厚5 mm、テーブルスピード15 mm/rotで撮像する。次に膵実質相、門脈優位相を得るために膵上縁から下縁までをスキャンする。造影剤は濃度370 mgI/m$l$ の非イオン性造影剤を100 m$l$ を使用し、3 m$l$/secで経静脈性に注入する。注入開始35秒後、70秒後よりスライス厚1.25 mmテーブルスピード3.75 mm/rotで撮像する[1)2)]。膵実質相は膵臓実質の造影効果が造影剤注入後42～60秒で最大になることを考慮し、35秒後にスキャンを開始すれば健常膵が濃染され高いCT値が得られる。門脈優位相ではそのCT値は膵実質相に比べ低下するが、上腸間膜静脈、脾静脈などの静脈系が造影される。この撮像は、門脈浸潤の診断および癌と随伴性膵炎との鑑別のために行う。検査時間は飲水時間も含めほぼ10分以内で終了する。

## 2. 膵の横断、MPR画像

　撮像後、膵臓をターゲットとしたFOVを設定し、500 $\mu$mピッチでaxial画像を拡大再構成する。スキャン範囲が10 cmとすると構成されるaxial画像は201枚となる。画像処理を行うためこれらの画像をワークステーションに転送する。図88は膵臓にFOVを設定し拡大再構成を行ったaxial画像である。本症例はIPMTでぶどうの房状の囊胞状膵管拡張および主膵管の拡張など特異な所見が観察される。本腫瘍は膵管上皮を発生母地とし主膵管および分枝膵管内を乳頭状、びまん性に発育、進展する腫瘍である[3)]。主膵管または膵管分枝は粘液貯留により拡張するのが特徴で、乳頭部を内視鏡で観察すると乳頭の腫大、乳頭開口部の開大、乳頭口からの粘液の排出をみることがある。図89はEndoscopic retrograde pancreatography(ERP)後施行のCT検査データより作成した3D画像で、圧力をかけて造影剤を注入するため二次分枝まで描出できているが、多量に産生される粘液塊や腫瘍塊により膵管が閉塞しやすいため、造影剤の注入を試みても囊胞状膵管拡張部分に造影剤が十分行き渡らず病変全体を描出できるとは限らないという難点がある。図88ではぶどうの房状の囊胞状膵管拡張が膵頭部に、ま

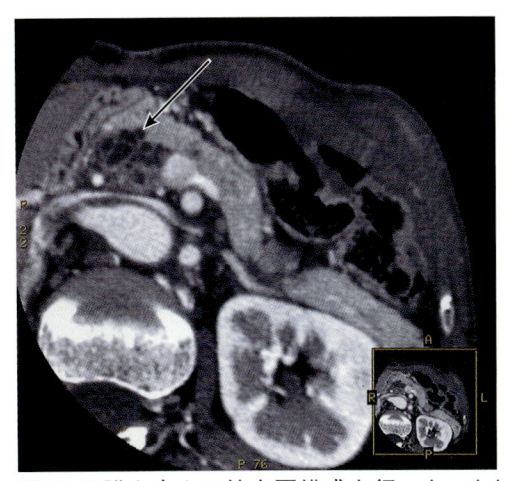

図88 ■ 膵を中心に拡大再構成を行ったaxial画像
囊胞状膵管拡張がみられる（矢印）。

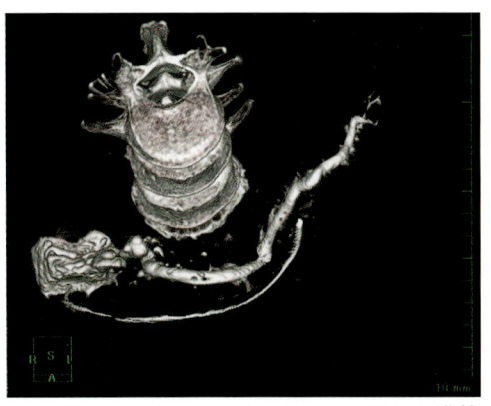

図89 ■ ERP-CT データを用いた三次元構築画像二次分枝が描出されているが、囊胞状膵管拡張はみられない。

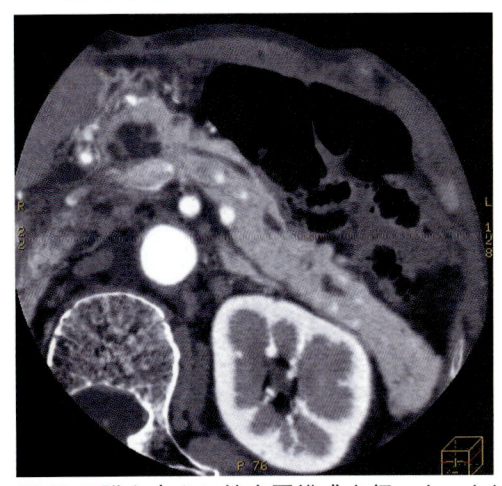

図90 ■ 膵を中心に拡大再構成を行ったaxial画像
膵体部に膵管拡張がみられる。

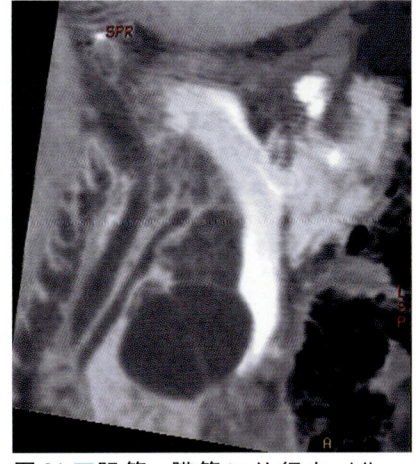

図91 ■ 胆管、膵管に並行な oblique 面を表示した Min IP 画像

た図90に示す拡大再構成を行ったaxial画像では膵管の一部が拡張しているのがみられる。ウインド幅を広く設定しているため認識しづらいが高濃度の造影剤を使用し、かつ膵実質相における撮影のため、粘液塊や膵液と膵実質との間に大きなCT値の差を有する[4]。この差を利用し、膵液や粘液、胆汁を分離することが可能となる。すなわちERPでは粘液塊などを洗浄し強制的に造影剤を経乳頭的に注入していたのに対し、MDCTでは高濃度造影剤を使用することにより膵実質を強く膿染させ、膵液などを陰性の造影剤として使用する。図91は胆管と膵管に並行な oblique 面を表示した MPR 画像である。濃胞、膵管を認識しやすくするために薄い3mm厚程度のMin IPの画像処理を加えている。本画像は腫瘤の性状や腫瘤像と主膵管、胆嚢管、血管、周囲臓器との関係を把握するのに有用である。また膵・胆管合流異常は膵液が胆道へ逆流すること

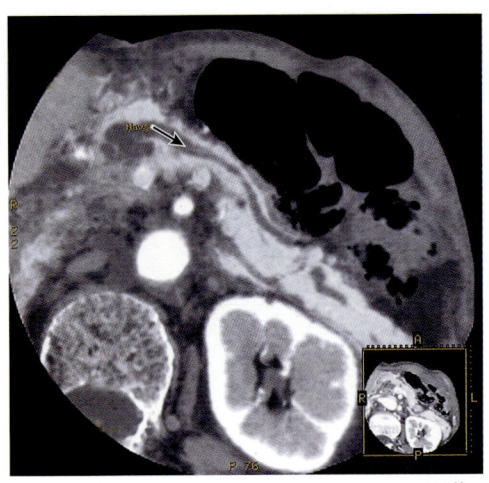

**図92** ■ 膵管を描出するための Min IP 画像
膵管全体を描出するのは困難であった。矢印は仮想膵管鏡（図98）の位置を示す。

による発癌が臨床上問題となるが、本法がこの膵・胆管合流異常のスクリーニングに有用である。浅原らは、33例のERCP（内視鏡的逆行性胆管膵管造影）画像と Min IP（最小値投影）画像における合流異常の診断能を調べた[5]。Min IP 画像の診断能は sensitivity 100%（9/9）、specificity 100%（24/24）、accuracy 100%（33/33）であり、MDCT による再構築画像により非侵襲的に膵・胆管合流異常の診断が可能であるとしている。図92は膵管を中心に作成した Min IP 画像で、CT 値が低い主膵管や囊胞を強調し、腫瘤像や囊胞像の主膵管や膵実質との関係を把握するのに有用である。多量の粘液を産生するため主膵管の拡張やぶどうの房状の囊胞状膵管拡張が膵頭部にみられる。膵管は横断面だけでなく体軸方向に伸びる。三次元空間の任意の二次元面を探し出すのは容易ではないが、Min IP 法によって部分的に膵管の描出が可能となる。

## 3. カーブドスラブ Min IP 画像

　図88、90 の画像では膵臓の一断面のみが観察され、膵臓全体を読影するには何十枚もの axial 画像を観察する必要がある。また、膵管の描出が断片的であり膵管全体の走行をみることはできない。膵管は上腹部を複雑に走行していて、1枚の CT 画像で描出することが不可能であるが、臨床現場では膵管全体を観察できる画像が強く求められていた。MDCT データを利用し、複雑に屈曲した膵管を二次元画像として描出する方法にカーブド MPR（Curved multiplanar reconstruction）がある。しかし、画像作成ミスにより正常な膵管に偽狭窄を生じさせ、病変による狭窄として表示してしまうことがよくある。そこで、カーブド MPR とスラブ法と Min IP 法の技術を合成した Curved slab minimum intensity projection（以下、カーブドスラブ Min IP）法を適用させ複雑に屈曲する膵管の正確な描出を試みた[6]。

　図93に図88、90、92 と同症例の膵臓周辺の拡大 axial 画像を示す。この axial 画像を用い、膵管に添ってプロットし膵管断面のカーブド MPR を作成する。すなわちプロットを結んだ線の体軸方向に延ばした面の画像データを収集し二次元平面に展開する。その後、スラブ厚を設定し（プロットを囲む幅 5 mm の 2 本の実線）、カーブド MPR のデータを中心に 5 mm 厚のデータを収集する。この 2 本の実線に囲まれた MDCT データの中から Min IP 法によって最小値投影画像を得てカーブドスラブ Min IP 画像とす

る。なお、スラブ厚は任意の厚さが設定でき容易に変更できるが、厚さは膵実質の幅を超えない薄いスラブ厚とする。

図94は図93の画像を用いプロットすることによって作成されたカーブドMPR画像である。本画像では主膵管と腫瘤像とが同時に描出されており、膵頭部にぶどうの房状の多房性嚢胞性腫瘤像(矢印①)や膵尾側の主膵管の拡張(矢印②)などの所見が観察される。しかし、カーブドMPR画像の作成は細い曲がりくねった膵管に沿って細かく断面をプロットしていく必要があり、正確にプロットを行わないと偽狭窄を生じ正常な膵管が腫瘍などによる狭窄と間違えられてしまう恐れがある。本画像は図93の画像を用い慎重にプロットを行い作成した画像であるが、矢印③のような偽狭窄を生じている。そこで図95に示すカーブドスラブMin IP法による画像を作成した。本法では厚みをもった画像データから最小値投影法によって画像を作成するため、図94矢印③に示す偽狭窄は消失し(図95矢印①)、さらに主膵管だけでなく三次元的に広がる多房性嚢胞性腫瘤像(図95矢印②)もはっきりと描出されているのが確認される。このようにカーブドスラブMin IPの場合、不適切なプロットであ

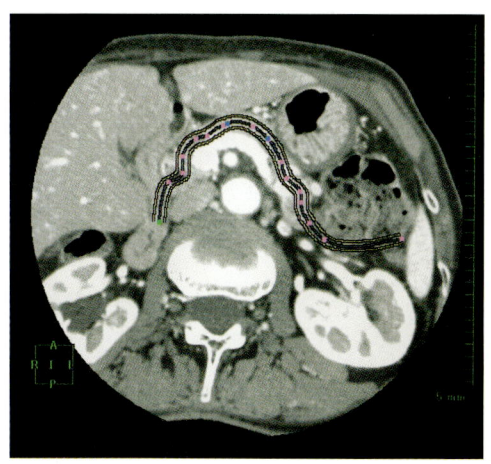

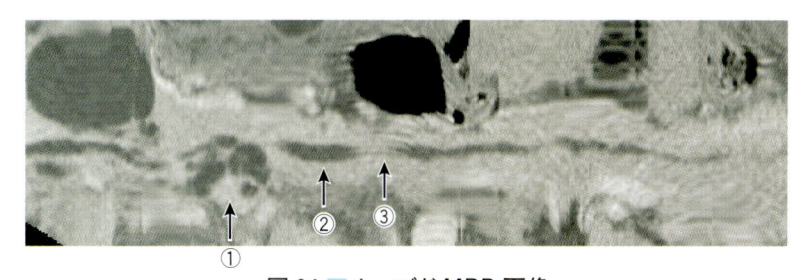

**図93 ■ カーブドMPRのためのプラン画像**
中央の線がカーブドMPR、その両脇の2本の線がスラブ厚を示す。

**図94 ■ カーブドMPR画像**
多房性嚢胞性腫瘤像(矢印①)や膵尾側の主膵管の拡張(矢印②)が観察される。矢印③は偽狭窄。

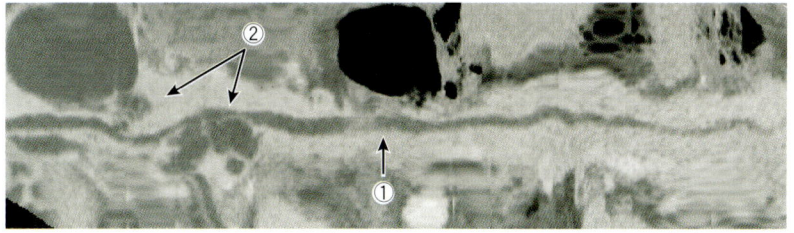

**図95 ■ カーブド スラブ Min IP 画像：多房性嚢胞性腫瘤像**
偽狭窄は消失し(矢印①)、多房性嚢胞性腫瘤像(矢印②)が描出されている。

っても膵管像が作成でき、また、プロット自体に精密さを必要としないため、作成時間の短縮が可能となる。

## 4. 膵の三次元画像

図96は膵液および粘液のCT値を抽出し、ボリュームレンダリング法によって作成した三次元画像である。通常の造影剤濃度では膵実質のCT値の上昇が小さく膵液とのコントラストが十分得られないため膵管の抽出が困難となるが、高濃度造影剤を使用することにより膵管を分離し血管系と合成した三次元画像が得られた。この画像により膵管の走行が三次元的に理解することができ、膿胞の分布も立体的に把握することが可能となる。但し、膵管の分離には画像作成上煩雑な操作が必要で、作成に時間がかかるという欠点がある。

図97は高濃度に濃染した膵実質を透明表示とし主膵管を立体的に表示したvirtual parenchyma delete法(以下、バーチャルパレンカイマデリート法)による画像であ

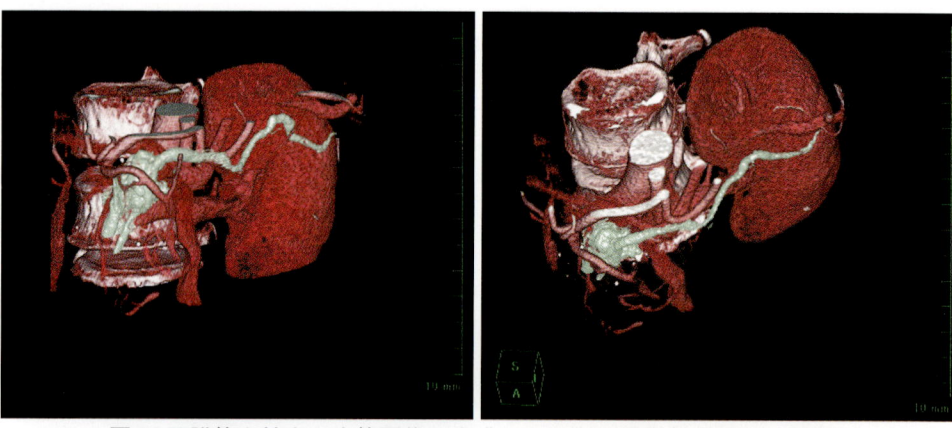

図96 ■ 膵管を抽出し血管画像と合成した三次元画像(2方向から観察)

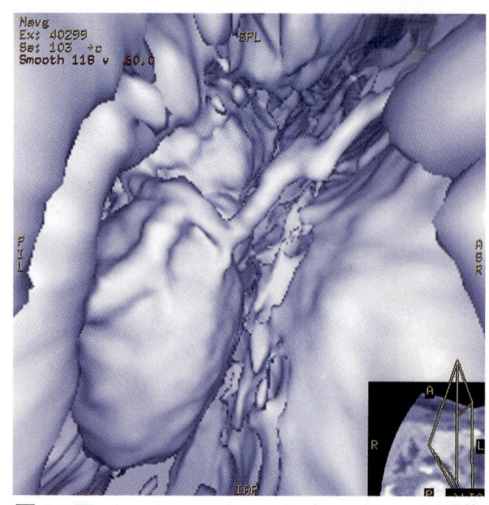

図97 ■ バーチャルパレンカイマデリート画像

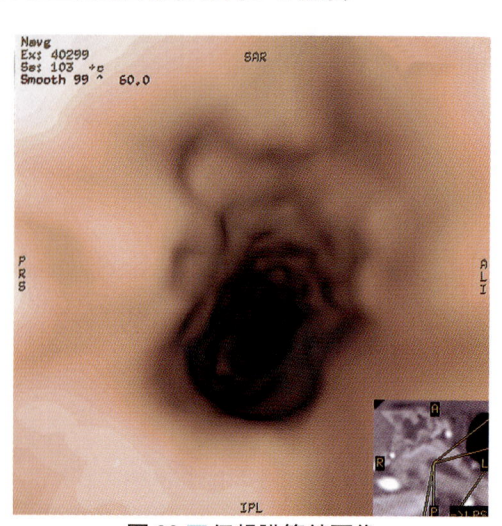

図98 ■ 仮想膵管鏡画像

る[1]。仮想内視鏡のソフトを応用し、膵液および粘液のCT値以上のCT値を有するボクセルを消去する方法により、膵管の走行を膵実質の視野から観察することができる。この画像は膵頭部の膿胞周辺を走行する副膵管を描出している。図98は図92の矢印の位置で観察した仮想膵管鏡である。膵管鏡検査はERP検査をパイロットとして施行される検査である。これは多くのスタッフにより慎重な術中操作のもと行われる大がかりな検査であるが、MDCTを用いれば安全かつ短時間に施行可能であり、膵管内部に存在する隆起性病変を確認することができる。高さ100μ以下である上皮内癌の認識は不可能であるが、ファントーム実験で1mm程度の隆起は描出できることが確認されている[7]。今後どの程度の乳頭状構造の把握が可能であるかどうかの評価が課題である。

このように、高濃度の非イオン性造影剤を用い、膵実質相でスキャンすることにより膵実質を強く濃染させ、膵液などと十分なコントラストを得ることができる。この十分なコントラストを利用し膵液を陰性の造影剤として利用し、さまざまな二次元、三次元画像が作成可能となった。これらの画像は腫瘤像と主膵管、分枝膵管、胆管、血管との位置関係や腫瘤像の性状を把握するのに有用であった。ERPは膵管への造影剤注入自体が侵襲的となり、注入が成功するとは限らず、術者の技量にも大きく左右される。MDCTによる検査では膵液、粘液塊が十分に自然体で充満しているため、低侵襲的で撮影者に特別な技術の修得なしに画像診断情報が得られるという大きな利点がある。

◆文献

1) 小倉敏裕, 高津一朗, 清水是雅, ほか：CT-pancreatography；様々な画像処理を用いた膵CT検査. 日放技学誌 59(1)：55-59, 2003.
2) 有賀明子, 小泉 満, 山田恵子, ほか：膵腫瘍のマルチスライスCT. 映像情報medical 33(9)：852-857, 2001.
3) 日本膵臓学会(編)：膵癌取扱い規約. p 37, 金原出版, 東京, 1993.
4) 小倉敏裕, 猪狩功遺, 亀井 明, ほか：MD-CTを用いた膵管描出のための造影剤濃度の検討. 群馬県立医療短期大学紀要, Vol 12, 印刷中.
5) 浅原新吾, 猪狩功遺, 亀井 明, ほか：膵胆嚢管合流異常11例のMDCT画像の検討. 日本胆道学会機関誌 胆道 16(3)：249, 2002.
6) 小倉敏裕, 浅野和也, 金田伸也, ほか：カーブドスラブMin IP法による膵管, 胆道イメージング. 医用画像情報学会誌 21(1)：152-158, 2004.
7) 小倉敏裕：3 D-CT. 消化器病セミナー86 大腸sm癌, 武藤徹一郎(編), pp 9-20, へるす出版, 東京, 2002.

# CHAPTER 4 マルチスライスCT検査の臨床的意義

## 1. 大　腸

### 1 CT colonography による三次元画像と内視鏡、注腸二重造影像との比較

#### 1. CT colonography による大腸三次元表示

　大腸の画像診断は、主に炎症性腸疾患と腫瘍性疾患の診断に用いられる。確定診断のためには組織診断である生検が必要なので、大腸内視鏡検査が必須になる。スクリーニング検査や精密検査のために注腸X線検査も有用である。病状により、CT検査や超音波内視鏡検査、血管造影検査などの画像診断でさらに情報を収集する。本稿では主に腫瘍性病変の画像診断について言及する。

　診断のうえで必要な情報は、まず腸管の走行の状態、病変の部位、形態、大きさ、拡がりなどが挙げられる。大腸癌の場合には深達度診断も重要で、Stage 診断のためにはリンパ節転移や肝臓・肺などの遠隔転移の診断、状況によっては血管支配の情報まで必要になる。

　一方、大腸癌の治療方針決定のためには、
・内視鏡的切除の適応決定のための、粘膜下浸潤(sm)癌の診断
・リンパ節転移の診断
・肝転移など遠隔転移の診断
が重要なポイントである。

　これらの診断のために各種の診断法を併用するが、各々の画像診断法には得手・不得手があり、また、技術的な難易度も異なる。表1は診断法別の適応を示したものである。以下に各検査の特徴などを示す。

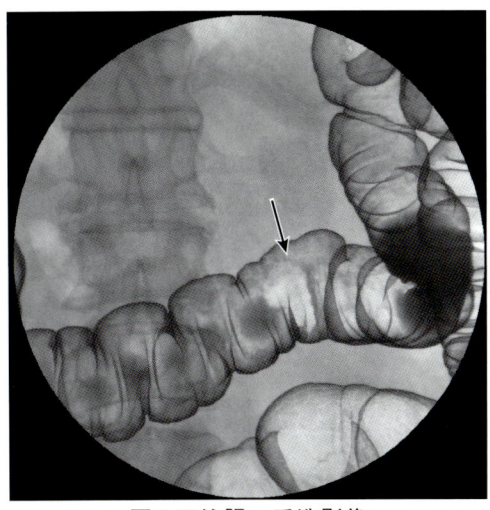

**図1** 注腸二重造影像
横行結腸の表面隆起型病変(矢印)。腸管の走行状態や、病変の位置や大きさの確認は容易である。

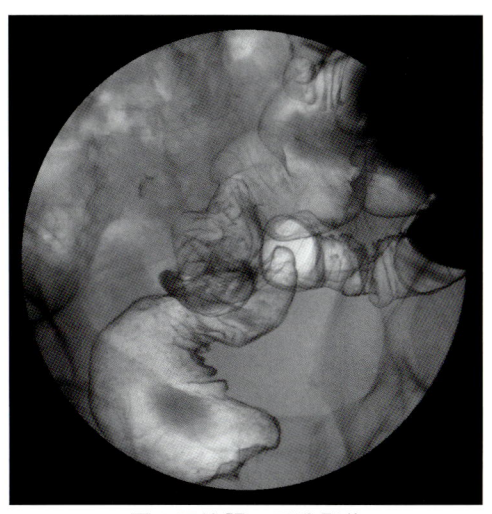

**図2** 注腸二重造影像
直腸からS状結腸にかけて、腸管の伸展不良所見を認めるが、粘膜面の変化には乏しい。胃癌の腹膜播種によるもので腸管の外側からの変化である。病変の拡がり、全体像の診断が容易。いわば木を見るより森を見るのに適している。

## ❶注腸二重造影検査(Barium enema study)

　バリウムと空気を経肛門的に注入し、造影剤と空気のコントラストにより病変を描出する。前処置として低残渣食と塩類下剤によるBrown変法が用いられる。腸管全体の走行を理解するには最善の方法であり、病変の位置関係の把握も容易である。病変の大きさの評価も正確にできる(図1)。深達度については病変の側面変形像により診断可能であり、腸管内ならびに粘膜面の情報量は多い。条件がよければ無名溝の描出が可能なので、1mm程度の変化も判断できる。また、粘膜下進展の評価や、壁外性の圧排、播種性変化など腸管外の変化も診断できる(図2)。バリウムを使用すると全周性病変などで狭窄がある場合には腸閉塞を惹起することがあり、注意が必要である。狭窄が予想さ

**表1** 大腸癌の診断：各検査ごとの特性

| | 注腸二重造影撮影 | 大腸内視鏡検査 | 超音波内視鏡検査 | 通常CT | 血管造影 | CT colonography |
|---|---|---|---|---|---|---|
| 部位 | ◎ | △ | | | | ◎ |
| 形態 | ○ | ○ | ○ | | | ○ |
| 大きさ | ○ | ○ | ○ | △ | | ○ |
| 深達度 | ○ | ○ | ◎ | △ | | ○ |
| リンパ節転移 | | | ○ | ○ | | ◎ |
| 遠隔転移 | | | | ○ | | ○ |
| 血管支配 | | | | | ◎ | ○ |
| Stage | | | | ○ | | ○ |

◎：極めてよい適応　○：よい適応　△：時によい適応

れる場合はガストログラフィン®が用いられる。造影剤を口側に送り込んだり、病変を描出するためには技術的習熟を要すが、比較的安全で患者の受容度は高い検査である。

### ❷大腸内視鏡検査(Colonoscopy)

経肛門的に内視鏡を挿入して観察する。解像度は通常内視鏡でも1mm程度の病変まで認識可能であり(図3)、拡大内視鏡を用いると、腺口の開口部の観察も可能である(図4)、特に表面型病変の診断は注腸二重造影検査より勝る。また、色調の変化、出血の有無も判断できる。画像診断に加えて組織診断できること、止血などの処置ができることが最大の利点である。全周性の病変があって内視鏡が通過しないと、口側の観察は不可能である(図5)。直腸では肛門縁からの距離を正確に測定して正確な部位の診断ができるが、他の部位では、特に腸管が長い場合などには正確に同定できないことがある。前処置はポリエチレングリコール(PEG)溶液やクエン酸マグネシウム等張液による腸管洗浄法、Brown変法も用いられる。技術的に熟練を要し、特に開腹手術の既往がある場合などに苦痛を伴うこと、挿入時にも穿孔など重篤な偶発症をきたしうることなどが欠点といえる。

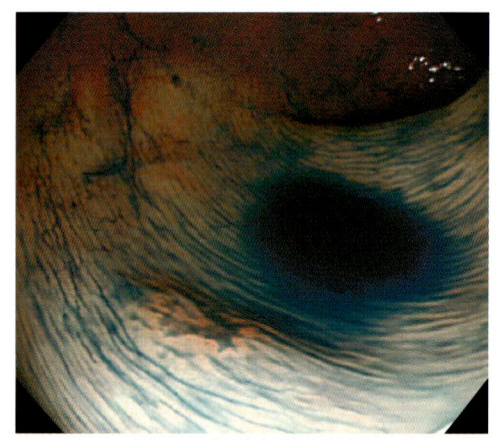

**図3 ■ 大腸内視鏡所見**
内視鏡検査では微小病変、表面型病変の診断にも強い。横行結腸の3mmの陥凹型病変である。色素撒布すると明瞭である。

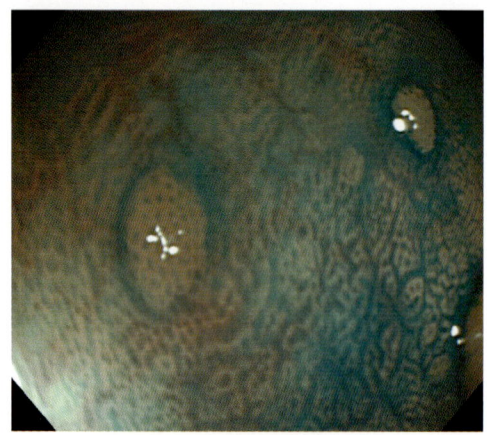

**図4 ■ 大腸内視鏡所見**
拡大内視鏡観察を行うと、腺口の変化も確認できる。

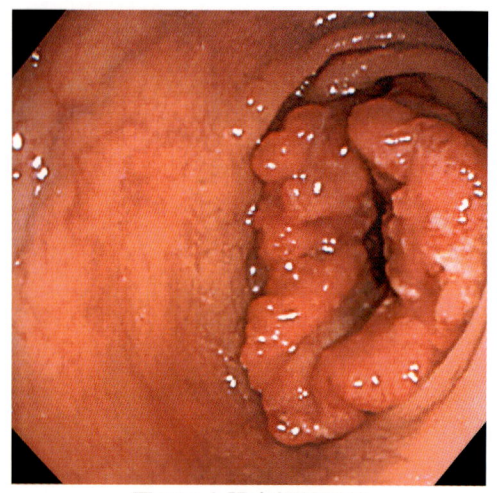

**図5 ■ 大腸内視鏡所見**
全周性の2型病変。狭窄をきたしており、内視鏡は口側に通過しないため、口側の情報を得ることが不可能である。内視鏡検査の最大の弱点である。

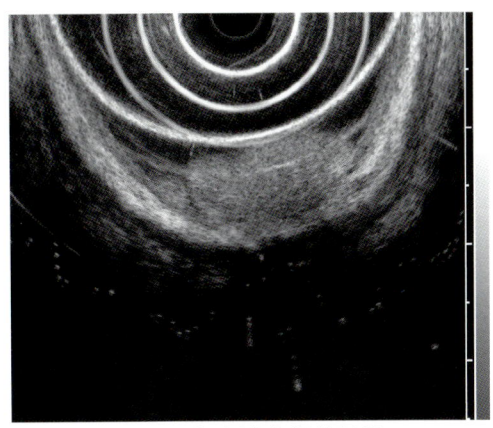

**図6 ■ 超音波内視鏡所見**
正常部では5層の層構造を認める。病変の中心部では第3層が断裂しており、粘膜下浸潤癌の診断である。層構造の観察には20 Mhzのプローブを用いる。

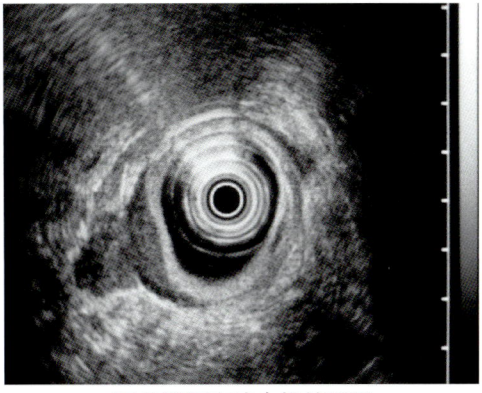

**図7 ■ 超音波内視鏡所見**
病変近傍に15 mm大の不規則なリンパ節腫大を認める。転移陽性であった。リンパ節観察、他臓器との関係をみるときは焦点深度が深い7.5 MHZのプローブを用いるとよい。

❸ 超音波内視鏡検査(Endoscopic ultrasound)

　内視鏡先端に超音波プローブが装着されており、病変部を走査し、層構造の変化から深達度、リンパ節転移の診断を行う。特に表面型sm癌の深達度診断には有用である(図6)。リンパ節の診断は近傍リンパ節に限られる。2～3 mm程度の大きさまで診断可能であるが、径5 mm以上のものを転移陽性と判断する(図7)。内部性状からの診断は困難である。前処置や偶発症は通常内視鏡検査と同等である。

❹ 通常CT検査

　大腸癌診断における通常CT検査は、リンパ節転移と肝転移を主たる目的として行われる。進行癌であれば原発巣の描出も可能であることが多い。術後の局所再発の診断にも有用であるが、正診率68％程度である(図8)[1]。

❺ 血管造影検査

　血管造影検査は、大腸癌の診断に必須なものではないが、術前に支配血管を知る必要があるときや転移性肝腫瘍の術前などに用いられる。

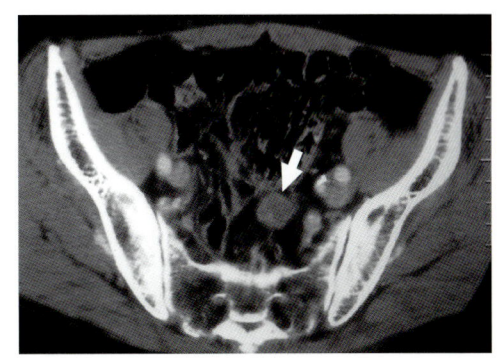

**図8 ■ 通常CT像**
直腸癌術後のリンパ節再発例(矢印)。空気注腸をしなくても、再発診断のためにはCT検査はよい適応である。

　以上が通常用いられている大腸癌の画像診断である。これらのうち大腸内視鏡検査は、生検組織診断を行うためにも必須である。その他の検査は情報量を多くしてより正確な診断を行ううえでは有用であるが、治療方針決定のうえですべてが必要というわけ

ではなく、必要に応じて組み合わされるべきものである。

一方、CT colonographyでは、解像度や精度が劣る場合があるが、画像診断としてはすべての検査を包括しうる検査である。

### ❻CT colonography

CTで得られた画像データから、さまざまな方法で画像を再構築をできるCT colonographyは、1回のスキャンで仮想注腸、仮想大腸内視鏡、通常CT検査、さらには血管造影検査まで、従来の画像診断と同様の情報を表現することができる。マルチスライスCTの導入や解析するハード面の技術的進歩により急速に画像の表現力は向上しており、大腸癌の診断において十分実用的で、術後の局所再発の正診率も94％に改善するなど[2]、従来の画像診断の組み合わせに替わりうるものになってきた。

## 2. 検査方法

### ❶前処置

腸管内容物を除去するために前処置が必要であり、大腸内視鏡検査に準じる。ポリエチレングリコール(PEG)溶液やクエン酸マグネシウム等張液などの腸管洗浄液による腸管洗浄か、もしくは注腸造影検査に準じる低残渣食と塩類下剤によるBrown変法を用いる。できるだけ水溶残渣を排出した状態がよい。狭窄が疑われる場合や、高度の炎症がある場合はこの限りではなく、状況に応じて前処置を行わずに検査を行う。また、大腸内視鏡検査終了後に施行すると、前処置が1回で済むので、患者の負担は軽減する。

### ❷前投薬

腸管緊張を抑制するブスコパン®、もしくはグルカゴンの投与を行う。筋注でよいが、静脈が確保されている場合は少量ずつ静注してもよい。

### ❸空気注入

次いで走査テーブルに腹臥位、もしくは左側臥位で横になり、肛門カニューレとシリンジを用いて経肛門的に空気を注入する。体格や腸管の長さなどにより、総注入量は変化するが、多くの場合、2～3 lの注入が必要である。ゆっくり空気を注入し、一度腹満を訴えたところでいったん休止し、深呼吸を2～3回行い、できれば背臥位・左側臥位のローリングによる体位変換を行って空気を右側結腸に移動させる。その後、再度空気注入して、さらに、腹満を強く感じ、便意を感じる程度まで空気注入を行い、走査に移行する。

### ❹走査

マルチスライスCTを用いてヘリカルスキャンを行い、画像データを再構築して3D画像として表示する。撮影条件は4列のMDCTの場合、管電圧120 kV、管電流180～250 mA、1回転あたりの照射時間は0.8秒、寝台移動速度は15 mm/回転を基本とする。

腹部全体のスキャン時間は20秒前後である。腸管洗浄液の貯留が大量の場合、水没した病変の評価は困難になるので、必要であれば背臥位、腹臥位の2シリーズの走査を行うと、病変を確実に描出できるようになる。

❺造影剤

造影剤は使用しなくても、腸管内の腫瘍の同定は可能で最低限の情報は得られるが、造影剤の急速静注により、病変部を強調して描出することが可能になる(図8)。特に進行癌では病変部ならびにその周囲の血流が豊富でCT値が上昇するので、閾値の設定により着色化して病変の強調ができる。また、リンパ節転移の診断や、血管走行の確認、肝のSOLの評価も、造影剤を使用した方が情報量は多い。腹臥位、背臥位の2シリーズを撮影する場合には、造影剤を使用して動脈相、静脈相のそれぞれに合わせると肝転移の診断はより正確になる。

❻画像再構成(3章「撮像法と二次元、三次元画像作成の実際」参照)

大腸癌診断のための主たる描出法を示す[3)-6)]。

a) 仮想大腸内視鏡(Virtual colonoscopy)画像 (16頁参照)

通常内視鏡に近似する表示法である。矢状断CT画像表示を動画化してディスプレイ上に連続性に表示すると、より軽度の壁肥厚所見を確認することが容易になる。さらに経肛門的に空気を注入して管腔を拡張させると、管腔内に突出する像を確認できるようになるので、より小さい病変の診断ができるようになる。これを応用してサーフェースレンダリング法またはボリュームレンダリング法を用いて二次元情報を連続的に積み重ねるようにして三次元再構築して表示すると仮想大腸内視鏡としての表示が可能となる(図9)。任意の地点に視点をおいて観察可能であり、管腔内に視点をおけば通常内視鏡に近似した画像が得られる。虫垂や病変の狭窄部など、さらに狭窄の口側など、通常内視鏡では観察不可能な部分も描出できるのが最大の利点である。また、病変を一方向からのみではなく全方向あるいは、管腔外の任意の場所に視点をとることができるので、少し距離をおいて遠方から観察できる。通常内視鏡(図10)では視野が取れず全体像の観察が困難であっても、切除標本マクロ像に対応する像(図11)が得られるので、病変の全体像を理解しやすくなる。また造影剤使用時に、閾値の設定によりボリュームレンダリング法で血管と血流が豊富な病変部の着色化ができ、病変部を強調して描出することが可能となる(図12)。特に粘膜下浸潤癌・進行癌において明瞭となる。

b) 仮想注腸(Double contrast CT)画像

通常の注腸二重造影像に極めて近似した像が得られる(図13、14)。空気のCT値を有するボクセルを抽出し作成した粘膜面の情報をレイサム(総和値投影)表示して、腸管の輪郭像を表す。数値設定により不透明化し、Air imageとして表現することも可能で、時にこちらの方が病変認識が容易な場合もある(図15)。細部の解像度には劣るが、腸管の走行や病変の位置関係の表示が可能である。不要部分を消去することができるので、注腸二重造影検査でしばしば経験する腸管の重なりによる描出不能を回避すること

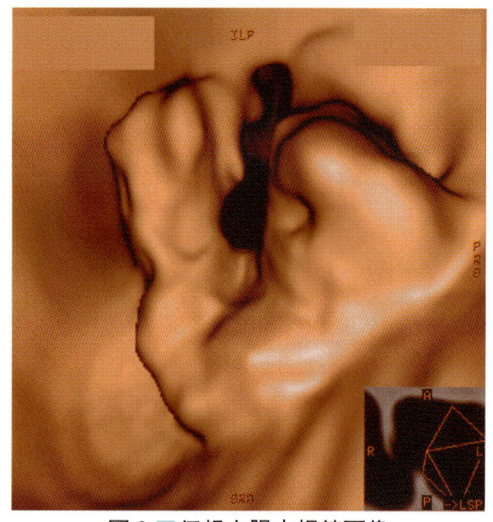

**図9 ■仮想大腸内視鏡画像**
図5と同病変である。色調は単色だが、表面凹凸はよく対応する。

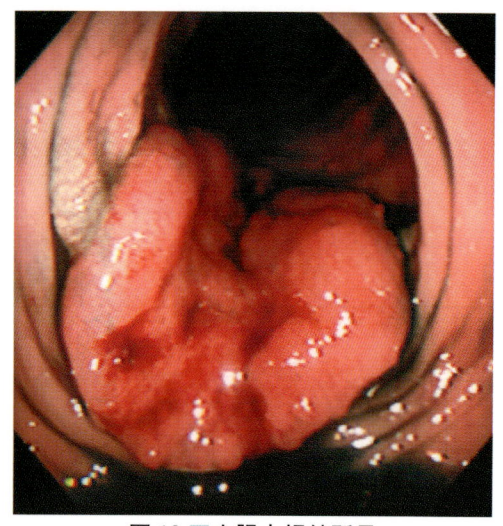

**図10 ■大腸内視鏡所見**
直腸の1/3周性2型病変。肛門側は正面像に近く明瞭であるが、口側は接線上の観察になり、範囲の同定や性状などの情報量に乏しい。

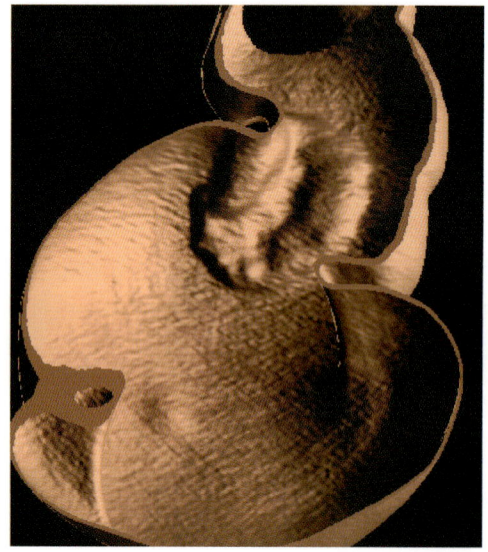

**図11 ■切除標本マクロ像に対応する3D画像**
腸管の外から離れた部位に視点をとると、病変全体を正面視できる。

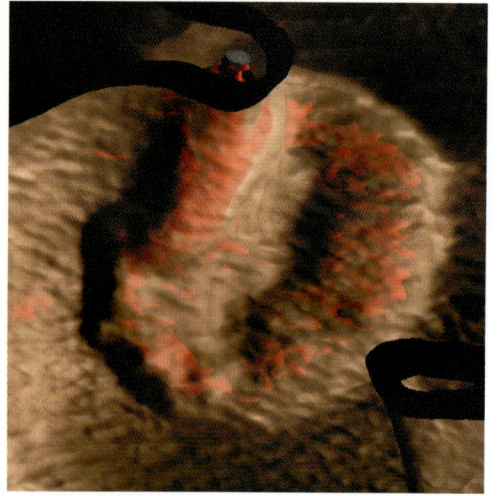

**図12 ■ボリュームレンダリング法による病変画像**
造影剤を急速静注すると壁外の血管ならびに病変部が赤色に表現される。

ができる。また、回転軸を腸管の走行に合わせてディスプレイ上で三次元表示として回転させると、通常注腸X線検査では困難な場合でも正確な側面像を容易に描出でき、病変の深達度診断を行ううえで重要な側面変形の評価ができる。

c）3D-MPR-CT画像

粘膜面、もしくは管腔内の情報に加え、管腔外の情報を併せて表示できる（図16）。近傍の血管やリンパ節を表示することが可能であり、他臓器浸潤の診断には極めて有用

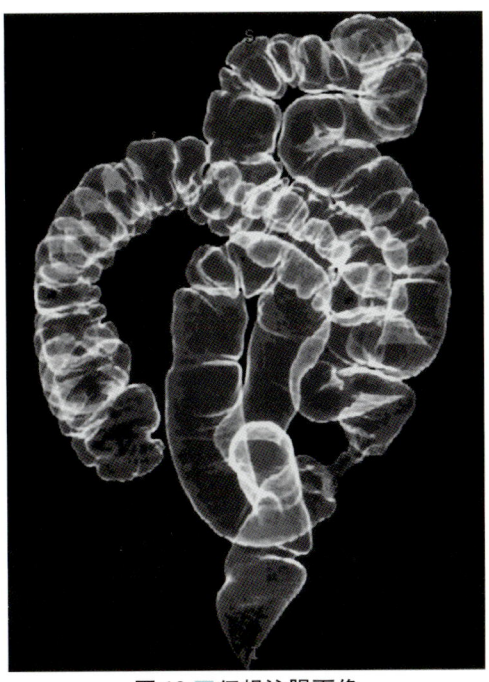

4 マルチスライス CT 検査の臨床的意義　1. 大腸

図 13 ■ 仮想注腸画像
図 5 と同病変。口側を含め、大腸全体の観察が可能である。また位置の同定・理解も容易である。病変の局在診断の点では、注腸二重造影検査に替わりうるものである。

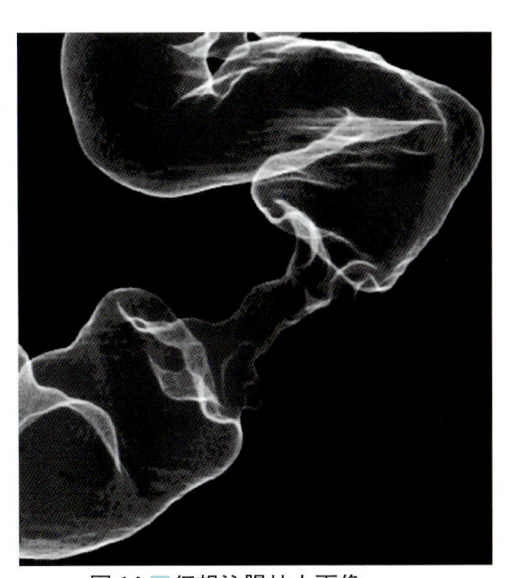

図 14 ■ 仮想注腸拡大画像
解像度は低いが、壁の変形所見は明瞭である。

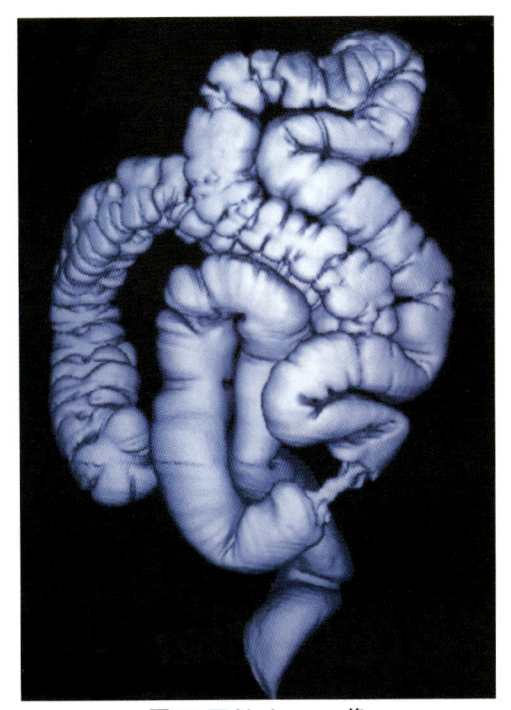

図 15 ■ Air image 像
粘膜面を不透明化した方が病変の性状を理解しやすいときもある。

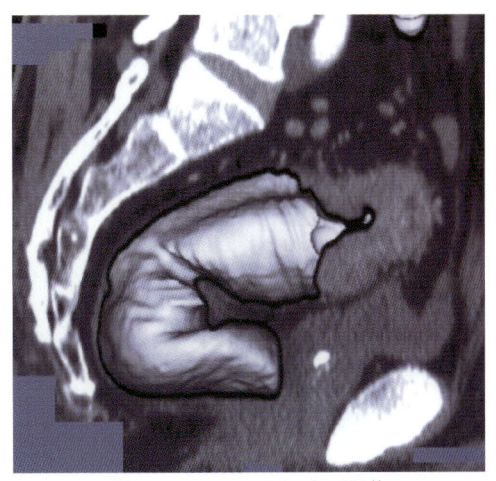

図 16 ■ 3D-MPR-CT 画像
管腔の三次元表示と、病変およびリンパ節の二次元表示を同時に行ったもの。病変とリンパ節、他臓器との関係を表現するのに優れる。腸管の層構造は描出されない。

65

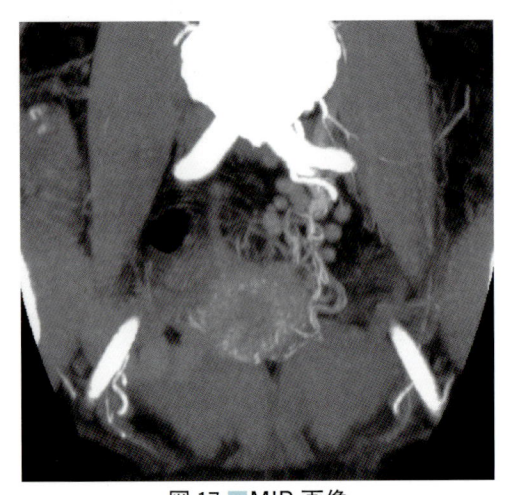

図17 ■MIP画像
MPR画像では一切断面の描出なので、リンパ節も血管も類円形に描出され時に鑑別が困難であるが、MIP方では血管は管状に描出されるので容易に鑑別できる。

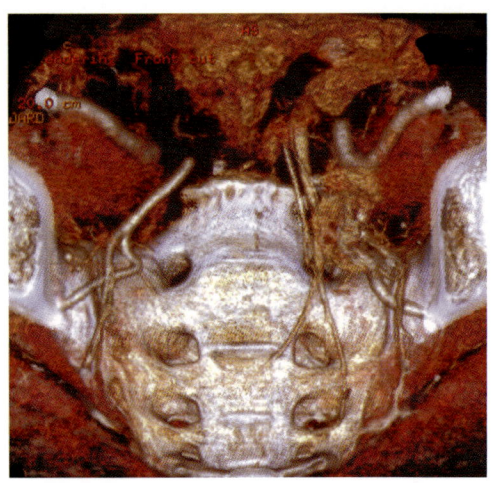

図18 ■ボリュームレンダリング画像
造影剤の急速静注で血管走行も明瞭に描出できる。主要部も微細で不規則な腫瘍血管が描出される。

である。連続性や立体構築の表示能に優れているので、直腸癌での骨盤内臓器との関係を診断するのに有用である。超音波内視鏡で認める層構造の描出は困難である。

#### d) Maximum intensity projection(MIP)画像

多数の横断画像から三次元的な構造を1枚の二次元画像に集約表示する。血管走行を連続的に表示され、リンパ節は腫瘤として描出されるので、血管とリンパ節の鑑別が容易となる(図17)。

#### e) ボリュームレンダリング画像

造影剤の急速静注法を用いると、腫瘍の支配血管を三次元表示できる。腫瘍血管も描出されるのでオリエンテーションは容易になる(図18)。

## 3. 大腸癌の存在診断

- 既知の病変であれば、仮想大腸内視鏡画像で径3mm程度の大きさのポリープまで描出可能で、prospective studyにおける5mm以上の隆起性病変の存在診断能はsensitibity 66%、specificity 63%、10mm以上の病変ではそれぞれ75%、90%[7,8]。11mm以上の癌、ポリープは全例診断可能という報告が多く[9]、大きな病変についての描出能は良好である。
- 表面型病変の描出能は十分ではなく、特に微小病変では描出困難である。5mm以上であれば既知の表面型病変では66.7%が描出可能である[10]。
- 時に粘液や残渣と病変との鑑別が困難である。
- 空気量が不足したり、病変が腸管洗浄液中に水没すると診断不可能となる。

- 免疫学的便潜血反応と大腸内視鏡検査との間に位置づけられ、米国ではいくつかの施設がスクリーニング検査として導入している。

## 4. 深達度診断

- 横断像を用いての深達度診断は困難である。腸管の内腔側に突出する所見のみの場合は早期癌、全周性の壁肥厚や管腔の狭小化、腸管外への突出や周囲脂肪組織に索状影を認める場合は進行癌、という程度の大まかな診断である[11]。
- 注腸二重造影検査では、管球と寝台の角度が固定されているため、屈曲部や腸管の走行によっては正確な側面像が描出できない場合があるが、仮想注腸では撮影後の画像構築により正確な側面象を得ることができる。注腸二重造影検査と同等に病変の側面変形像を解析することにより、深達度診断が可能である。内視鏡切除の適応を決めるために重要な sm 癌の診断は sm 2-3 癌の正診率 89.3%、mp 癌では 75.0% で良好な成績が得られている。
- 他臓器浸潤は、病変と他臓器間に介在する脂肪織の変化、脂肪織の消失や凹凸不正などから診断される。病変と他臓器との連続性は、従来の軸断面像で浸潤部の位置関係を描出することが困難な場合でも、MPR 画像、または 3 D-MPR-CT 画像により浸潤部を強調した描出が可能となる(図 16)。

## 5. リンパ節の診断

- リンパ節転移の診断は、存在診断と質的診断からなる。大きさ 5 mm 以上のリンパ節を転移陽性とすると、従来の 5 mm 幅での CT 診断では、正診率は 60% 程度。これは、切除標本での 5 mm のリンパ節の転移陽性率が 14% と高くないこと、小さな病変の診断能が高くないことなどが主な理由である[12]。
- MPR 画像による診断では、最小 2 mm のリンパ節同定も可能。MIP 画像でさらに明瞭(図 17)となる。
- 周囲の腸管や辺縁動静脈との鑑別も可能で、正診率は 80%。造影剤注入後造影効果を認めないリンパ節、辺縁のみ造影されたり斑状に造影されるリンパ節を転移陽性とすると正診率は 95% と上昇する[13]。

## 6. 支配血管の診断

- MIP 画像により、病変支配血管と系統的なリンパ節の描出が可能(図 17)である。

## 7. 大腸癌をターゲットとするCT colonographyの利点・欠点

### ❶利点

#### a) 撮影時間(検査時間)そのものは極めて短時間である

検査は1回、もしくは背臥位・腹臥位の2回の走査で完了できる。MDCTを用いることにより、10～30秒程度の走査時間で検査を終了することが可能で、空気注腸や造影を組み合わせても、拘束時間は10分程度に留まる。

#### b) 苦痛が少ない

空気注腸は腹満を訴えるまで行うので、まったく無侵襲での検査が可能とはいかないものの、大腸内視鏡検査や注腸二重造影検査に比べれば苦痛は少ない。ほとんどの場合、苦痛は腸管洗浄液や塩類下剤の服用など、前処置に伴うものである。

#### c) 体位変換なしで検査が可能

基本的には背臥位のままで検査が可能であり、また、体位の制限がある場合でも、対応できる。注腸二重造影検査のようにバリウムを口側に移動するためにローリングをする必要はない。寝返りすら困難な患者でも相当の情報を収集することができる。

#### d) 大腸管腔内と管腔外の画像診断が同時に可能

リンパ節や、肝のSOLなどの転移の有無を診断でき、Stagingが一度の検査で可能である。

大腸内視鏡検査後CT colonographyを行えば、1日で大腸癌の治療方針決定のための情報(位置、立体構造、Staging)が得られ、時間的、経済的にも極めて効率がよい。

### ❷欠点

#### a) 画像再構築ならびに診断に長時間必要

撮影時間は短いが、蓄積された情報から画像解析・表示をするまでに相当の時間を要する。一つひとつの画像処理は短時間に行えるが、前述した描出法すべてを画像表示するためには習熟しても20分以上必要である。技術習得も多少時間を要する。また、拾い上げ診断に用いる場合は、全域を詳細に観察する必要があり、診断にも長時間を要す。

#### b) なだらかな隆起やびらんなどの表面微細構造の描出は困難

解像度は実質上2～3mmであり、注腸二重造影画像や大腸内視鏡画像で腺口部を診断しうる解像度に比較すると劣る。急峻な立ちあがりをもつと認識は容易であるが、粘膜下腫瘍様のなだらかな立ちあがりでは正常部との境界同定は極めて困難である。

#### c) 空気量のコントロールが困難

空気の注入量を直視下でコントロールできないため、過不足をきたしやすい。不足すると腸管の伸展不良との鑑別が困難で、過多になると、過伸展により腸管走行や微小病変の同定が困難になる。

### d）病変が水没していると診断不可能

空気と粘膜面のコントラストで画像構築を行うため、病変が腸管洗浄液内に水没していたり、腸管内に内容物が残存していると、病変の評価が不能となってしまう。

### e）粘液や残渣との鑑別困難

腸管洗浄液同様、粘液や残渣が残存していると病変との鑑別が困難になることが多い。

　病変の拾い上げ診断を短時間に効率よく行うためには、仮想大腸内視鏡による3D表示より、むしろ2D表示や、腸管をコンピュータ処理して直線化し、中心で見開き状態とした3D表示などが有用である[14)15)]。現在さまざまな試みが報告されているが、いまだ決定的な表示法はなく、今後の課題となっている。

　現状でも、既知の大腸癌病変に対しては、病変の位置確認とstagingが1回の検査で終了するので有用性は高い。処理速度・解像度など改善の余地はあるが、ハード面・ソフト面とも加速度的進歩が期待できるので、スクリーニング検査としての臨床応用も含め、さらなる発展が期待される。

### ◆文献

1) Schiepers C, Penninckx F, De Vadder N, et al：Contribution of PET in the diagnosis of recurrent colorectal cancer ; comparison with conventional imaging. Eur J Surg Oncol 21：517-522, 1995.
2) Fletcher JG, Johnson CD, Krueger WR, et al：Contrast-Enhanced CT Colonography in Recurrent Colorectal Carcinoma Feasibility of Simultaneous Evaluation for Metastatic Disease, Local Recurrence and Metachronous Neoplasia in Colorectal Carcinoma. AJR 178：283-290, 2002.
3) Ogura T, Koizumi K, Kai S, et al：Three-dimentional CT colonoscopy ; comparison with colonoscopy and barium enema examination. Radiology 197(P)：444, 1995.
4) 小倉敏裕, 小泉浩一, 甲斐俊吉, ほか：ヘリカルスキャンCTを利用した直腸癌の三次元表示. Gastroenterol Endoscopy 37：1148-1156, 1995.
5) Fenlon HM, Ferrucci JT：Virtual colonoscopy ; what will the issues be？ AJR 169：453-458, 1997.
6) 小倉敏裕, 小泉浩一, 酒井達也, ほか：ヘリカルスキャンCTによる大腸の三次元構築画像. 胃と腸 33：187-196, 1998.
7) Hara AK, Johnson CD, Reed JE, et al：Colorectal polyp detection using CT Colography ; Initial assessment of sensitivity and specificity. Radiology 205：59-65, 1997.
8) Hara AK, Johnson CD, Reed JE, et al：Reducing date size and radiation dose for CT colography. AJR 168：1181-1184, 1997.
9) Fenlon HM, Nunes DP, Clarke PD, et al：Colorectal neoplasm detection using virtual colonoscopy ; a feasibility study. Gut 43：806-811, 1998.
10) Koizumi K, Ogura T, Takatu K, et al：Three-dimensional CT imaging of colorectal flat neoplasms. Proceeding of 27 th annual meeting of Society of Gastrointestinal Radiologists, p 32, 1998.
11) 横山善文, 中沢貴宏, 大原弘隆, ほか：US, CT, MRIを使った診断(精密検査)と治療効果の判定　6. 大腸 1)腫瘍 深達度・転移. 胃と腸 34：401-406, 1999.
12) 谷山新次, 金城和夫, 小野正人, ほか：下部直腸癌における直腸傍リンパ節の大きさからみた転移診断能. 日本臨床外科学会雑誌 59：59-64, 1998.
13) 小川真平, 板橋道朗, 亀岡信悟：ヘリカルCTによる大腸癌リンパ節転移診断. 日本大腸肛門病学会雑

誌 53：35-43, 2000.
14) Royster AP, Fenlon HM, Clarke PD, et al：CT colonoscopy of colorectal neoplasms；two-dimensional and three-dimensional virtual-reality techniques with colonoscopic correlation. AJR 169：1237-1242, 1997.
15) 上野淳二, Istiaq Kasem, 瀬尾浩二, ほか：三次元管腔臓器縦切開像. 日本医放会誌 55：76-78, 1995.

## 2 仮想注腸画像と注腸二重造影像

　CT colonographyによる仮想注腸画像は、腸管の粘膜面を描出したものである。注腸二重造影検査同様の画像が得られ、その読影法が応用できるので、腸管全体の走行ならびに、病変位置の確認が容易である。また深達度診断にも用いられる。
　大腸癌、特に早期癌において深達度診断は重要であり、注腸二重造影検査ではWelinがbasal indentationとして壁の硬化像を深達度診断に用い[1]、以後病変の側面変形像の解析により病変の深達度診断を行ってきた。現在も臨床上重要な指標として評価されている。仮想注腸画像は[2,3]、細部の解像度に劣り、なだらかな隆起やびらんなどの表面微細構造の描出が困難なので、微小病変や表面型病変の評価は困難である。しかし、進行癌や粘膜下浸潤癌などにみられる明瞭な弧状や台形状の壁変形所見を伴う病変の描出は容易であり、大腸癌の内視鏡切除の適応を考えるうえでの深達度診断には有用である。
　注腸二重造影検査では通常、撮影装置の管球と寝台の位置が固定されているか、もしくは可動域が狭く、高度の屈曲部や腸管の走行がX線と平行になっている場合には正確な側面像が描出できない。特にS状結腸は腸管の走行が複雑で描出困難になることが多い（図19、20）。CT colonographyによる仮想注腸画像では撮影後の画像構築で任意の視点がとれるので、病変部の正確な側面像が得やすくなる。ディスプレイ上では任意の位置に視点をおき、任意の軸で画像を回転させながら、さまざまな角度から眺めることができるので、病変の正確な側面像が得られる視点に設定した画像を作成することができる（図21）。また、注腸二重造影検査でS状結腸や小腸など、腸管同士が重なることにより、所見がわかりにくい場合でも、腸管の必要な部位だけを描画することにより、病変の評価が容易になる。通常注腸X線検査では困難な場合でも、正確な側面像を容易に描出できることがある。
　表2は仮想注腸画像での側面変形像と病理学的な深達度との相関を示したものである。注腸二重造影像と同様に変形がない場合は粘膜内もしくは粘膜下微量浸潤癌である。台形変形を伴うものは筋層まで浸潤した進行癌であるが、粘膜癌でも弧状変形を示すものがあり、変形像と深達度がよく相関する[4]。表3は仮想注腸画像と注腸二重造影像での側面像と比較検討したものであるが、大腸癌症例54例中46例、85％で描出可能であり、注腸二重造影像とほぼ同等の成績である。注腸二重造影像と比較すると、より変形が高度になる傾向であるが、これは注入した空気量の不足により腸管が十分伸展

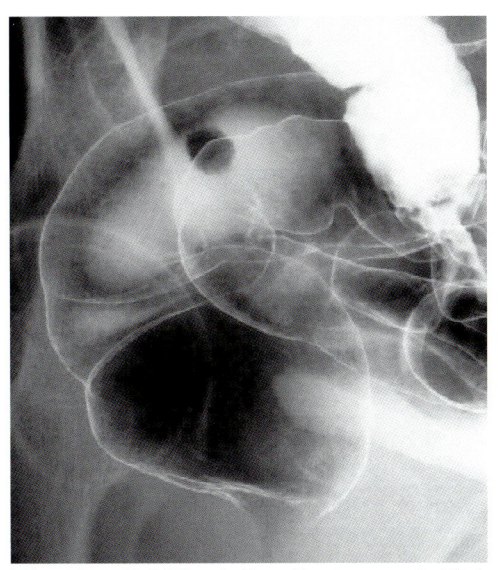

図19 ■上部直腸の左壁の径12mmのIs型病変
注腸二重造影法ではバリウムを薄く被せる薄層法で病変の正面像が明瞭である。

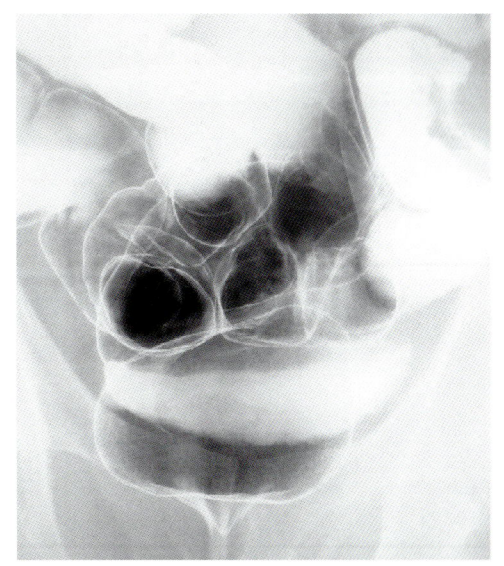

図20 ■腹臥位注腸二重造影画像
腹臥位では、上部直腸は小腸・S状結腸と重なり、病変を指摘することは困難である。

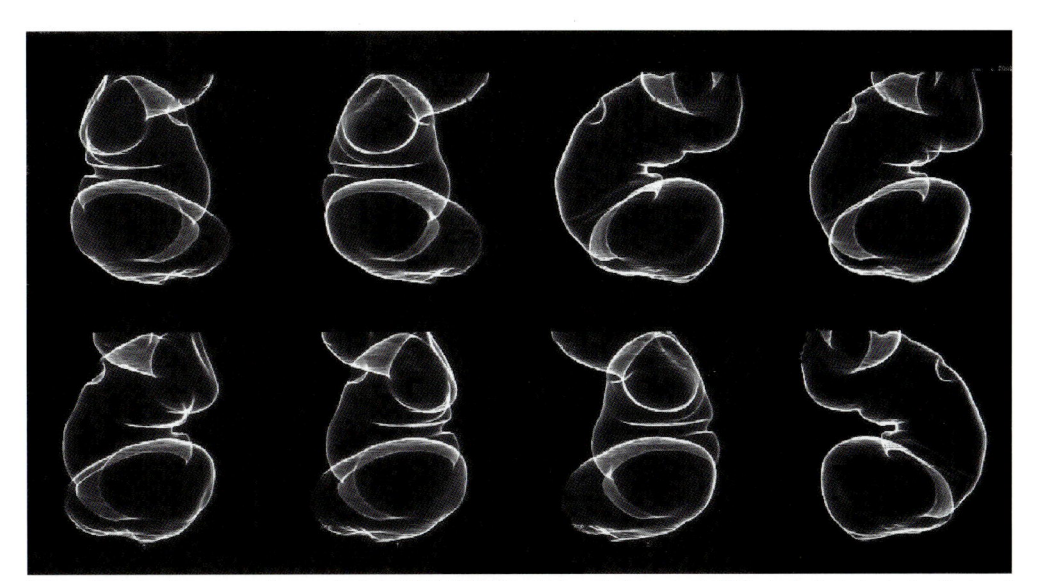

図21 ■CT colonographyによる仮想注腸画像では、病変のある部位を中心としたセグメントにして、小腸・S状結腸を排除して描画可能である
この状態で病変部位近傍の腸管を軸にして三次元画像を回転させてゆくと、病変の正確な側面像が描出できる。しかし、病変の正面像に近い部位になると、病変起始部の輪郭像が得られないので、その形態を認識するのが困難なことがある。

せず、変形を過大評価することが多いためである。また、描出不能例も存在するが、主たる原因は、PEG溶液に病変が水没、収縮との鑑別困難、空気量不足などである。側面変形による深達度診断のためには十分に送気して腸管を伸展させることが重要であ

**表2　仮想注腸画像の側面変形所見と深達度**

| 深達度/側面変形像 | 変形なし | 角状変形 | 弧状変形 | 台形変形 | 描出不能 | 計 |
|---|---|---|---|---|---|---|
| m | 1 | 5 | 2 | 0 | 1 | 9 |
| sm 1 | 1 | 0 | 2 | 0 | 0 | 3 |
| sm 2 | 0 | 6 | 15 | 0 | 3 | 24 |
| sm 3 | 0 | 0 | 4 | 0 | 0 | 4 |
| mp | 0 | 0 | 1 | 9 | 2 | 12 |
| 計 | 2 | 11 | 24 | 9 | 6 | 52 |

**表3　注腸および仮想注腸の病変側面像変型の比較**

| | | 仮想注腸 | | | | | | |
|---|---|---|---|---|---|---|---|---|
| | | 変化なし | 角状、軽度の弧状変形 | 明瞭な弧状変形 | 台形状変形 | 半周以上からのapple core | 描出なし | 計 |
| 注腸二重造影 | 変形なし | 2 | | 1 | | | 1 | 4 |
| | 角状、軽度の弧状変形 | | 3 | 1 | 1 | | | 5 |
| | 明瞭な弧状変形 | | | 11 | | | 1 | 12 |
| | 台形状変形 | | | | 13 | 1 | 2 | 16 |
| | 半周以上からのapple core | | | | | 9 | 1 | 10 |
| | 描出なし | | | 2 | 1 | | 3 | 6 |
| | 検査不能 | | | | 1 | | | 1 |
| | 計 | 2 | 3 | 15 | 16 | 10 | 8 | 54 |

り、病変の水没が疑われるときには、腹臥位・背臥位の2方向の撮影をするなどの工夫が必要である。空気量のコントロールは重要なポイントであり、不足すれば腸管の伸展不良との鑑別が困難になり、過多になると小腸も空気で充満され、腸管の走行や病変の認識も困難になる。CT colonographyでは空気注入が透視下で行えないので、腹満を軽度訴え、至適量と思われるまで注入を行う。その後スカウトビューで実際の空気量を確認し、必要ならば追加注入量を予測し追加する。

　一方、仮想注腸画像は病変側面像の診断のみに限れば注腸X線検査と同等以上といえるが、正面像での病変の評価は困難である。空気と腸管壁とのコントラストで描画しているので、二重造影像での薄層法にあたる画像や陰影欠損としての描出はできず、粘膜面の高低差によるバリウムの濃淡や病変起始部のバリウムの輪郭などの表現が困難である。この場合は仮想大腸内視鏡画像を観察する。

　スクリーニング検査にCT colonographyによる仮想注腸画像を用いることについては、解像度の点などを含め、いまだ検討の必要がある。大腸癌の診断においては、粘膜下大量浸潤の診断が治療方針決定のために重要であり、内視鏡検査に続いてCT colonographyを行えば、腸管の走行状態や病変の位置、さらには肝・リンパ節転移の

評価も可能なので、術前検査としては注腸二重造影検査に替わりうる検査であると考えている。

◆文献

1) Welin S, et al：The rates and patterns of growth of 375 tumors of the large intestine and rectum observed serially by double contrast enema study(Malmo technique). AJR 90：673-687, 1963.
2) 丸山雅一, 佐々木喬敏：大腸癌のX線診断. 消化器外科 2：1539-1550, 1979.
3) 牛尾恭輔, 石川 勉, ほか：大腸癌のX線診断；深達度を中心に. 消化器外科 6：1474-1493, 1983.
4) 小泉浩一, 小倉敏裕, 高津一朗, ほか：CT enema study による側面像での変形の解析. 胃と腸 36：412-416, 2001.

## 3 CT colonography による大腸表面型病変、微小病変の診断

　大腸癌の発育進展は adenoma-carcinoma sequence が主たるものとされ、以前は大腸癌の診断・治療は、隆起制病変であるポリープの診断と、予防的な治療法としてのポリープ切除が中心であった。現在でもポリープの診断治療は重要ではあるが、これに加えて癌の初期病変として、陥凹型病変をはじめとする表面型病変も注目され、より丈の低い病変や微小病変の診断も重要になってきた。主に内視鏡診断の進歩により、2～3 mm で粘膜下に浸潤する病変も報告されている。これらの表面型病変や微小大腸癌の診断は、スクリーニングでの注腸二重造影検査や大腸内視鏡検査でも困難なことが多い。

　隆起性病変であるポリープでは、仮想大腸内視鏡画像で径3mm程度の大きさのポリープまで描出可能である。prospective study における5mm以上の隆起性病変の存在診断能は sensitibity 66%、specificity 63%、10mm以上の病変ではそれぞれ75%、90%とされている[1,2]。11mm以上の癌、ポリープは診断可能という報告は多く[3]、隆起性病変の描出能は良好であるが、表面型病変の描出能は現状では十分とは言い難い。本稿では CT colonography での表面型病変の描出能、診断能について述べる。

　いずれの検査においても条件がよくないと、表面型病変の描出は容易ではない。まず前処置が良好で、残渣がないことが最低条件である。固形残渣も病変との鑑別が困難になるが、粘液が付着していると立ち上がり部位や陥凹の起始部がなだらかになり、CT colonography では正常部と病変部の移行が診断できなくなる。粘液を洗い流すためにもポリエチレングリコール(PEG)溶液などによる腸管洗浄法を用いた方がよい。空気量も重要で、大量送気で腸管壁が伸展すると表面隆起や表面陥凹の高さ・深さが相対的に減少し、描出能が低くなる傾向となる。辺縁隆起成分が診断のきっかけとなる所見であることが多く、空気量が少量から中等量の方がこの所見が強調される。内視鏡検査では、空気量の変化は検査中に容易に行えること、インジゴカルミン液撒布によるコントラスト法を行えば僅かな凹凸も明瞭になること、などの利点があり、他の検査と比べ表

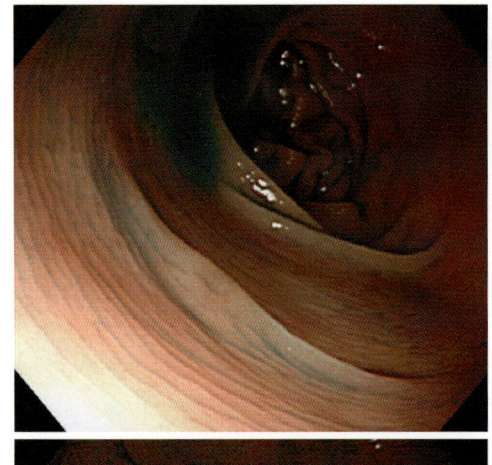

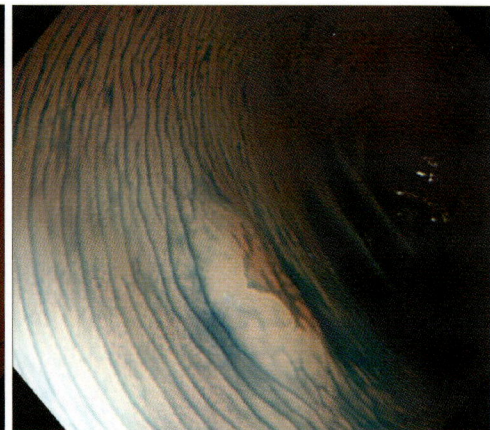

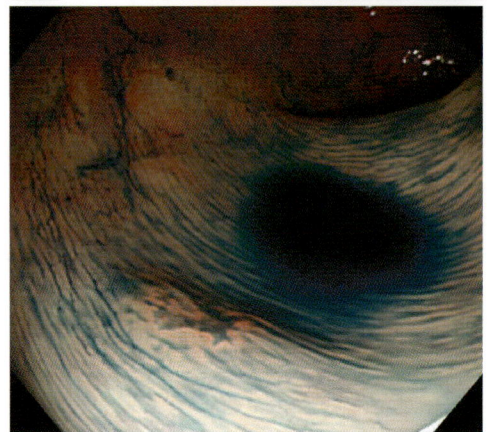

| a | b |
|---|---|
| c |   |

**図22 ■表面型病変の内視鏡像**
a. 4 mm 大の陥凹型病変(Ⅱc)。内視鏡観察でも空気量が大量で腸管が過伸展の状態だと病変の正確な認識は困難である。
b. 空気量を調整し、腸管内圧が下がった状態では辺縁隆起が強調される。1 mm 程度の隆起となっている。この状態であれば内視鏡的には拾い上げ診断は容易になる。
c. 再び送気して管腔を伸展させると病変は平坦化する。インジゴカルミン溶液を撒布すると、陥凹部に色素が貯留し、陥凹型病変であることが明瞭である。表面型病変が空気量によって表情を変化させることを理解しておく必要がある。

面型病変の描出は容易である(図22)。注腸二重造影検査の場合は、薄層法でバリウムを薄く被せると、微妙な凹凸も表現しやすくなる。

　CT colonography では空気量の調整が困難で、インジゴカルミンやバリウムなどの僅かな凹凸のコントラストを明瞭にする方法がないので、表面型病変の描出は容易ではない。径5 mm 以上の表面型病変であれば既知の病変であれば66.7%が描出可能であった(図23、24)が、漫然と画像再構築するだけでは描出は難しい[4]。まず、病変部の同定を行う際、MPR 像で連続スキャンして粘膜面の不規則な変化を認めたら、その部位の仮想大腸内視鏡画像を作成するが、病変の正面に視点と光源をおくと、病変の認識は困難である。光源を斜めにおいて僅かな凹凸の影を認識しやすいように、視点と光源の位置を変化させることにより、病変が明瞭に認識できるようになる。光源を最適な影がつく位置におくことが重要なポイントである[5]。病変の高さや陥凹が1 mm あれば既知の病変なら描出は可能であった(図25)。しかし、これらの処理には相当な時間を要し、prospective に拾い上げ診断ができるのは2～3 mm 以上の高さ・陥凹をもつ病変になる(図26)。現状では表面型病変の描出能は十分ではなく、特に微小病変では描出困難である。

| a | b | c |
|---|---|---|
| d | e | f |

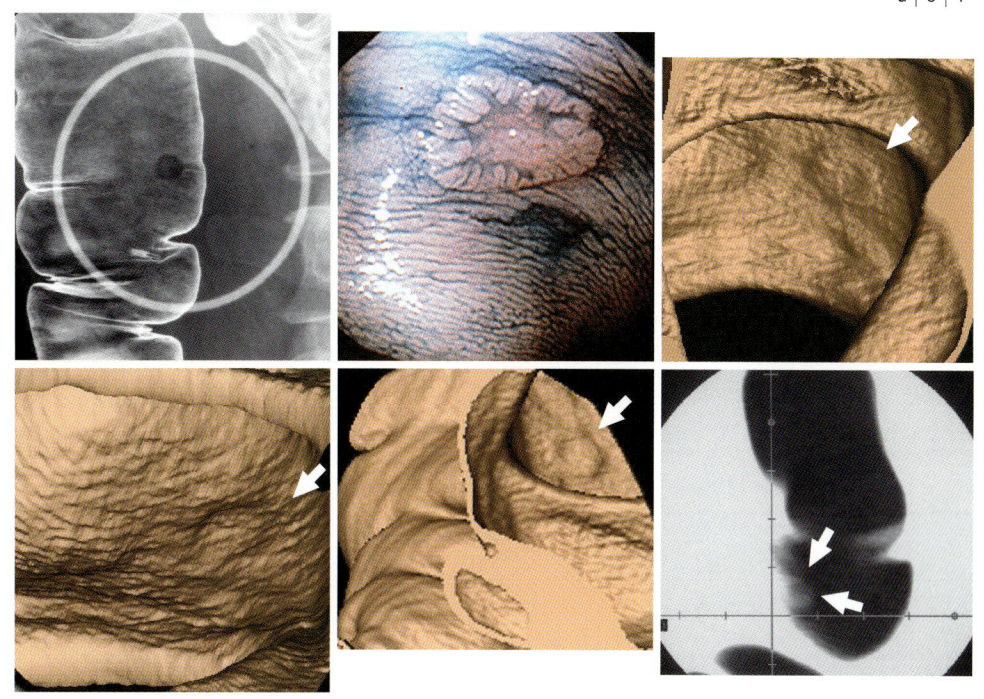

**図23　Ⅱa＋Ⅱc型病変・sm癌**

a. 7mm大の陥凹を主とする微少粘膜下浸潤癌（Ⅱa＋Ⅱc）。注腸二重造影像では辺縁が透瞭像、中心部にバリウム斑として認められる。
b. 内視鏡像では、辺縁隆起を伴う陥凹型病変である。内視鏡では、光源の位置と視点は一致している。
c.d.e 仮想大腸内視鏡画像で、視点と、光源の位置とを変化させた像である。仮想大腸内視鏡画像では、視点を任意の位置におけると同時に光源も任意の位置に置くことができるので、影の付け方を変えることにより、病変をより正確に認識できる。逆に、病変の正面に視点と光源をおくと、病変の認識は困難である。病変の高さが1mmあれば、光源の位置をずらしていくと、影が明瞭になって描出できる。
f. 病変検出はMPR画像で連続表示すれば内腔に突出する変化として描出できる。

> MEMO
>
> ★好きなように使ってね！

| a | b |
|---|---|
|   | c |

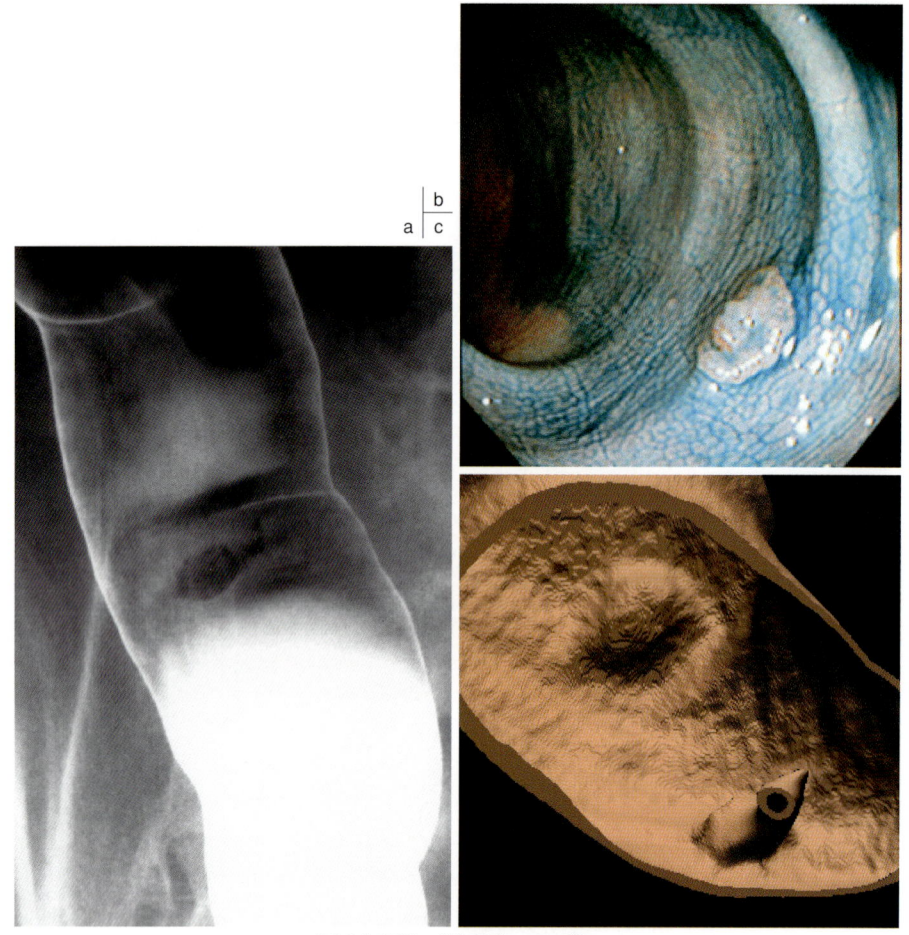

**図 24 ■ IIa 型病変・m 癌**

a. 径 6 mm の表面隆起型病変(IIa)注腸二重造影像では薄層法でバリウムを薄く流すと、陰影欠損として明瞭に描出できる。
b. 内視鏡像では高さが 2 mm ほどの表面隆起型病変である。
c. 仮想大腸内視鏡画像では、明瞭に隆起性病変と指摘できる。近傍にマーキング用の金属クリップが付着しており、直径 2 mm の中空の軸が明瞭に描出されている。解像度は、CT 値が大きく異なる境界面では 1 mm 以下である。

**MEMO**

★好きなように使ってね！

**図 25 ■ Ⅱb 型病変、腺腫**

a. 径 7 mm の表面型病変。僅かな辺縁隆起と中心陥凹をもつが、段差はごく僅かで、通常内視鏡所見では色調の変化から辛うじて境界は予測できるが、Ⅱb 病変といえる形態である。
b. インジゴカルミン撒布で病変は明瞭になる。
c. 仮想大腸内視鏡画像では、僅かな陥凹面として認識できるが、境界も不明瞭であり、スクリーニング検査の中で病変を prospective に指摘するのは困難である。

MEMO

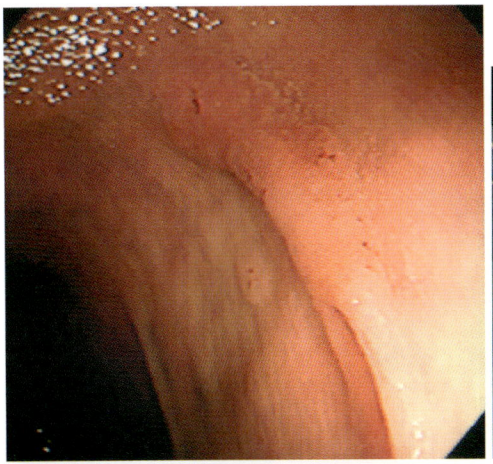

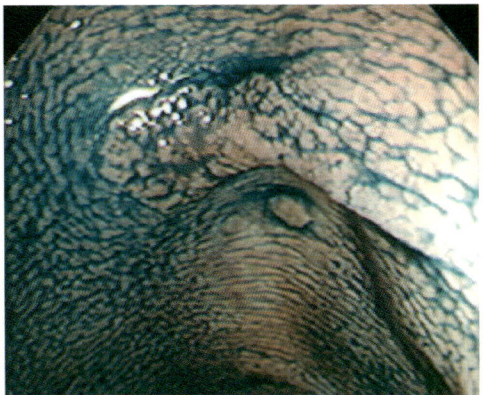

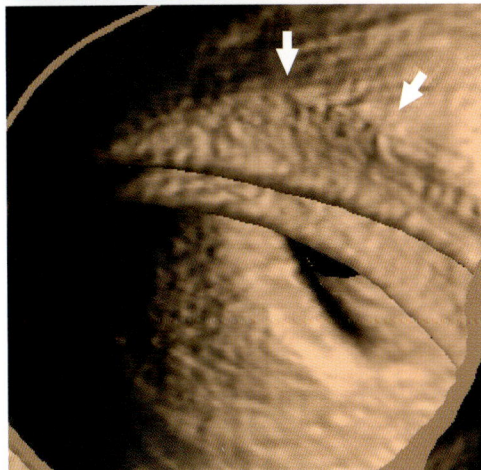

★好きなように使ってね！

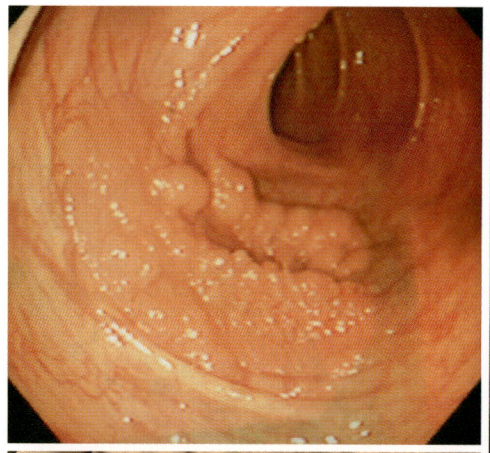

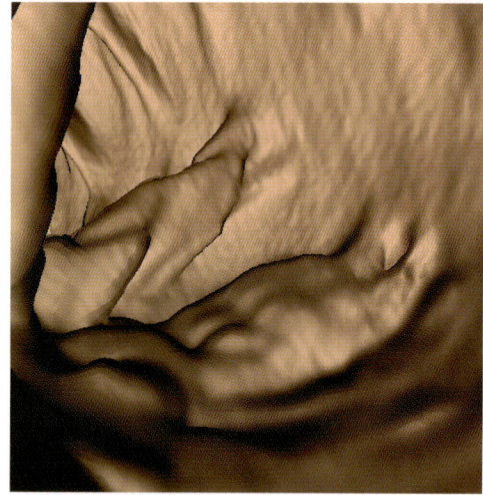

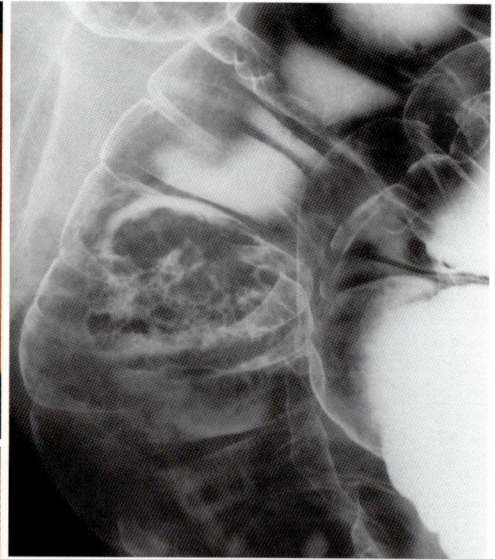

| a | b |
|---|---|
| c |   |

**図26 ■ 結節集簇型病変：LST-G・腺腫内癌（m癌）**

a. 径28 mmの表面隆起型病変(Ⅱa)結節集簇型病変、あるいはLSTと称される病変。高さは高いところで3 mm、低いところで1 mm程度である。
b. 注腸二重造影像では、表面が不揃いの結節状になっている。薄層でバリウムを流すことにより、表面性状の描出も容易になる。
c. 仮想大腸内視鏡画像では、隆起性変化が襞の肥厚所見として描出される。結節状変化も表現されている。

◆文献

1) Hara AK, Johnson CD, Reed JE, et al：Colorectal polyp detection using CT Colography；Initial assessment of sensitivity and specificity. Radiology 205：59-65, 1997.
2) Hara AK, Johnson CD, Reed JE, et al：Reducing date size and radiation dose for CT colography. AJR 168：1181-1184, 1997.
3) Fenlon HM, Nunes DP, Clarke PD, et al：Colorectal neoplasm detection using virtual colonoscopy：a feasibility study. Gut 43：806-11, 1998.
4) 小泉浩一, 小倉敏裕, 高津一朗：CT colographyの現状と展望；大腸ポリープ・癌の描出. 胃と腸 37：1395-1402, 2002.
5) 小倉敏裕, 高津一朗, 清水是雅, ほか：CT編　技師の立場から　MSCTの落とし穴　腹部（消化管）撮影のテクニック. INNERVISION 18：80-83, 2002.

## 4 CT colonography における sm 癌の評価

　大腸癌の深達度診断法の1つとして注腸二重造影像によるものがある。丸山[1]牛尾ら[2]が注腸二重造影像の側面変形像の解析により、病変の深達度との関連を明らかにした。これにより病変の側面像における変形の程度が臨床上重要な指標として普及した。側面変形像の例として直腸 Rb 後壁 DL 1 cm に位置する直径 18 mm$\phi$ の Is 型病変を図27に示す。仮想大腸内視鏡画像では肛門のすぐ近くに位置する表面粗雑な円盤状の病変が確認できる。図28に示す仮想注腸では直腸側面像で軽度の弧状変形を示している。組織学的壁深達度は $sm_2$ であった。このような CT colonography および注腸検査双方を実施した54例を用い、仮想注腸および注腸の病変側面像の変形を比較検討した結果を表3(72頁)に示す。仮想注腸では54例中46例(85%)で病変の正確な側面像の描出が可能であり、描出できなかった8例の原因は、空気量不足、腸管収縮3例、表面型小病変2例、半月襞上にあるもの1例、水没残渣3例(重複原因あり)であった。これに対し、注腸は54例中47例(87%)で病変の正確な側面像の描出が可能であり、ほぼ仮想注腸と同等であった。描出できなかった理由として、半月襞の上に乗ったもの1例、残渣2例、体軸と腸管のずれ3例、表面型小病変1例であった[3]。

　注腸と仮想注腸の描出能はよく相関するが、収縮や空気量不足のため、仮想注腸はより強い変型を有すると判断する傾向がみられた。しかし、被検者の状態不良により体位変換ができず、注腸検査の実施が不可能であった場合でも CT colonography の施行により診断が可能であったこともあった。注腸ではバリウム、空気の移動によって、バリウムを大腸に十分コーティングする必要があるのに対し、CT による大腸検査では空気

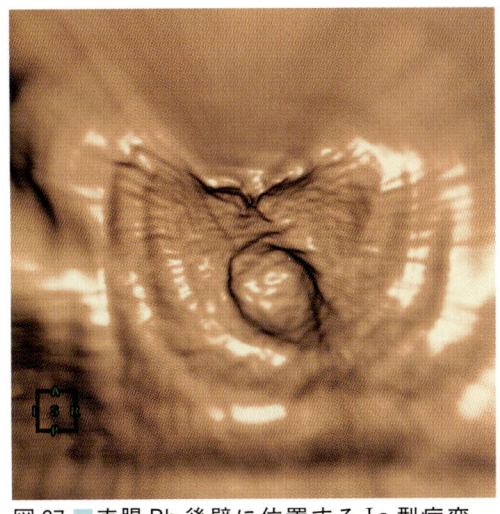

図27　直腸 Rb 後壁に位置する Is 型病変の仮想大腸内視鏡画像

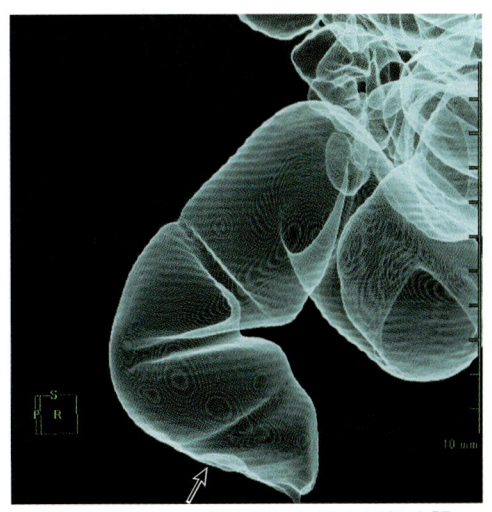

図28　軽度の弧状変形を示す仮想注腸

の注入のみで、病変の凹凸が描出できる。ターゲットとする腸と他の腸とが複雑に重なり合った場合、回避する操作が必要であるのに対し、CT colonographyではディジタル画像処理によりアーチファクトとなる大腸の陰影を消去できる。大腸は屈曲を有する臓器であるため、注腸検査ですべての部位において正確な側面像が描出できるとは限らない。仮想注腸は注腸に比べ解像力の点で劣るが、任意の場所から視点がとれるので、腸管の長軸を中心とした回転による正確な側面像を容易に得ることができる利点を有す。

この仮想注腸を用いsm癌の診断が可能かどうか評価を試みた[4)5)]。1999年9月〜2001年9月までに実施したCT colonographyのうち、組織学的壁深達度がm〜mp癌のもの52例を用い深達度と仮想注腸の描出能の関係を調べた。細分類内訳はm癌9例、$sm_1$ 3例、$sm_2$ 24例、$sm_3$ 4例、mp癌12例、性別は男性31例、女性21例で年齢は65.4±8.9歳であった。m〜mp癌の症例数が52例と少なかったのは、主に術前の進行癌のCT検査データを利用して三次元構築を行ってきたためである。図29に組織学的壁深達度別の仮想注腸による側面変形所見を示す。m癌ではポリエチレングリコール(PEG)溶液による水没1件を除き、変形なしおよび角状、軽度の弧状変形が8例中5例(63%)であった。$sm_1$癌では症例が3例と少なく信頼度の高い評価ができないが、3例中2例(67%)が明瞭な弧状変形を呈していた。$sm_2$癌では描出不能の2件を除き22例中18例(82%)が軽度から深い弧状変形を呈していた。$sm_3$癌では4例中4例(100%)明瞭なまたは深い弧状変形を示していた。また、mp癌では12例中8例(67%)が台形状変形を呈し2例(17%)が狭窄を呈していた。

描出不能症例は52例中3例(6%)にみられたが、この理由としてm癌の1例はPEG溶液による水没によるものであった。$sm_2$癌2例のうち1例が水没によるものであるが、もう1例は丈の低いIIa＋IIc病変であった。CTから作成した仮想注腸画像の場合、sm癌は主に弧状変形をmp癌は主に台形状変形を呈するため、この両者の鑑別は容易であった。$sm_1$から$sm_3$になるほど、軽度から深い弧状へと変形が強くなる傾向があるが、変形の強さで$sm_1$と$sm_2$、$sm_3$の鑑別は困難であった。

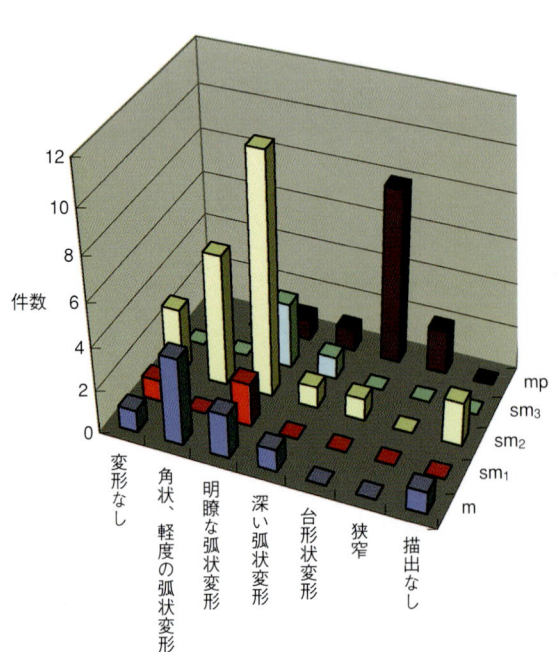

図29 ■ 仮想注腸による側面変型所見と組織学的深達度

◆文献

1) 丸山雅一, 佐々木喬敏：大腸癌のX線診断. 消化器外科 2：1539-1550, 1979.
2) 牛尾恭輔, 石川 勉, 笹川道三, ほか：大腸癌のX線診断；深達度を中心に. 消化器外科 6：1474-1493, 1983.
3) 小倉敏裕, 小泉浩一, 高津一朗, ほか：CT colonography；現状と展望. 臨床消化器内科 18(3)：295-302, 2003.
4) 平川雅彦, 渕上忠彦, 岩下明徳：早期大腸癌の深達度診断；X腺診断の立場からみた m, sm 1 と sm 2, 3 の鑑別. 胃と腸 29(12)：1249-1259, 1994.
5) 小倉敏裕：3 D-CT. 消化器病セミナー 86；大腸 sm 癌, 武藤徹一郎 (編), pp 9-20, へるす出版, 東京, 2002.

# 5 CT colonography の大腸癌スクリーニングへの可能性

大腸癌は悪性腫瘍の中では第3位の死因となっており、早期発見・早期治療は重要である[1]。1992年に行政検診として免疫学的便潜血検査(以下、IFOBT)による大腸癌スクリーニングが導入され、現在標準的な大腸癌の検診方法となっている。大腸癌検診の目的は、第一に治癒切除可能な病変、そして、可能であれば内視鏡切除が可能な大腸癌の発見にある。本稿では、IFOBTによる検診で発見された大腸癌の特徴と、CT colonographyの大腸癌スクリーニングへの可能性について言及する。

## 1. スクリーニングの方法

大腸癌の早期発見を目的とする検診を行うためには検査の選択、精度管理が重要である。同時に、患者の負担やリスク、対費用効果、施設の capacity なども考えてプログラムを作成する必要がある。現状での検査法ごとの特徴を挙げると、

1. 大腸内視鏡検査
- 現在、精度が最も高い検査。
- 肉眼型では表面型病変、部位ではS状結腸の病変などで見落としがあり得る。
- 腸管洗浄法などの前処置が必要。
- 挿入だけでも穿孔などのリスクがある。
- 検査者は技術的に熟練した専門医が必要。

2. 注腸二重造影検査
- 精度は大腸内視鏡検査より若干劣り、見落としは大腸内視鏡検査より多い。
- Brown 変法などの前処置が必要。
- 穿孔のリスク、苦痛は大腸内視鏡より少ない。
- 技術的な習熟を要す。
- 放射線被曝(被検者・検査者とも)のリスクがある。

3. IFOBT
・前処置の必要がない。
・コストは低い。
・リスクや身体的負荷はない。
・時間がかからない。
・郵送でも可能で、受診の必要はない。
・精度は前記の2種の検査に比べ低い。

となる。実際上、IFOBTと、注腸二重造影検査もしくは大腸内視鏡検査との間の格差が著しい。

## 2. 検診発見大腸癌の特徴

有症状で発見された場合と検診での発見例とを外科的に切除された大腸癌症例で検討すると、大きさの点では、有症状であった場合、10 mm以下が5.5%、41 mm以上が53.8%と大きな病変が中心であるのに対し、IFOBT検診で発見された大腸癌は、10 mm以下が13.8%、11〜20 mmが39.1%、41 mm以上が12.2%と小さな病変、特に10 mm大の病変が多い(図30)。一方、内視鏡検診発見群では、10 mm以下の病変が33.9%とさらに高頻度である。IFOBTでは、10 mmを超える病変がターゲットであり、10 mm以下の病変の検出率は内視鏡検診に比べると低いといえる。深達度別にみると、有症状群では粘膜内癌は14.2%であるのに対し、IFOBT検診群で37.3%、内視鏡検診群で65.1%と検診群ではより小さく、早期の段階で発見される(図31)。Stage分類では、手術で絶対治癒切除が期待できるリンパ節転移がないStage II以下が有症状群は55.5%であるのに対し、IFOBT検診群では84.4%であり、内視鏡検診群の89.9%と並ぶものである(図32)。肉眼形態別には、早期癌のうちIIc型病変やIIc+IIa型病変などの陥凹主体の病変の検出率はよくないが、隆起型病変、いわゆるポリープでは良好であり(図33)、IFOBTによるスクリーニングは大腸癌死亡減少を期待できるものである[2]。

IFOBT検診においては受診者中6.0%が陽性を示し、陽性者中60.7%が精検を受診、精検受診者中3.3%に大腸癌を認めており、総受診者に対して大腸癌は0.14%の発見率である[3]。精検受診者中26.1%には腺腫が発見され、炎症性腸疾患や憩室症、また内痔核などもIFOBT陽性の原因となっており、疑陽性として大きな比重を占めている。IFOBTの感度に最も大きな相関があるのは腫瘍径で、感度は径11〜20 mmでは38%であるのに対し、径21〜30 mmでは75%と20 mm以下の病変では偽陰性となることが多く[4]、ターゲットは径20 mm以上のsmないしmp癌となり、ごく初期の病変の検出能には限界がある。

また、内視鏡切除した大腸病変の大きさと悪性度の関係は隆起性病変であるポリープでも、表面型病変でも、径10 mm未満ではがん成分を伴うのは5%以下であるが、径

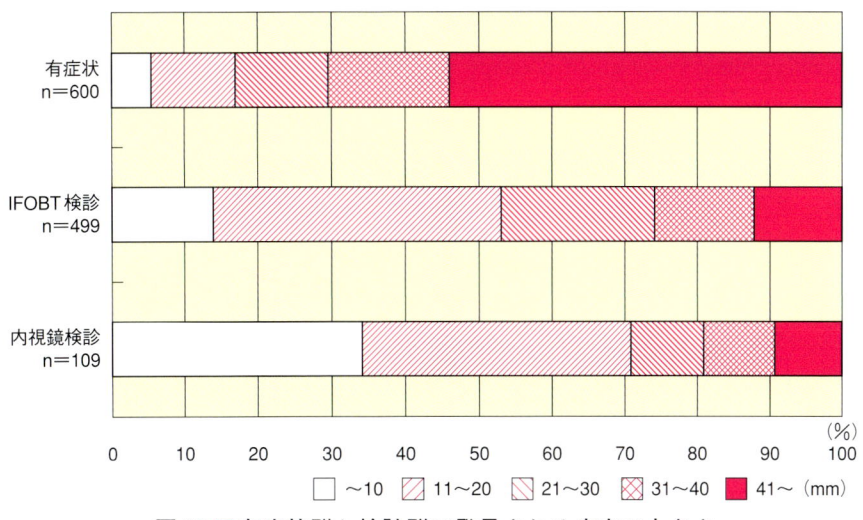

図30 ■ 有症状群と検診群で発見される病変の大きさ

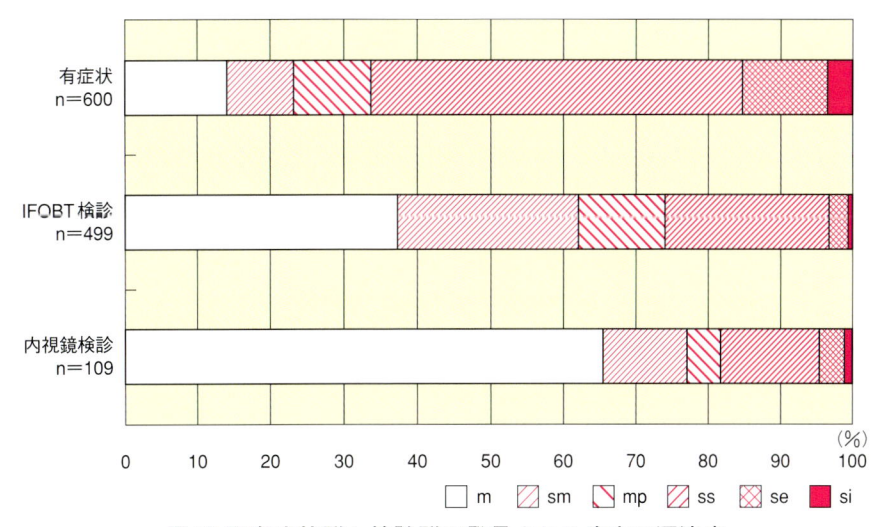

図31 ■ 有症状群と検診群で発見される病変の深達度

10 mm を超えると 20% を超え、径 20 mm 以上では過半数に認めるようになる（図34、35）[5]。腫瘍の発育は腫瘍径が 2 倍になる doubling time が、平均 52 ヵ月であることなどから[6]、逐年で検診することが前提であれば、10 mm 台の病変を検出できれば生命予後の改善には寄与できよう[7]。

　一方、IFOBT による大腸癌検診の疑陽性率は 70% を超えるので、リスクや負担がかからず、より精度の高い方法が期待されていた。CT colonography による病変の検出能について、既に米国では prospective な検討がなされており、5 mm 以上の隆起性病変の検出感度は 66%、特異度は 63% であるが、10 mm 以上の病変ではそれぞれ

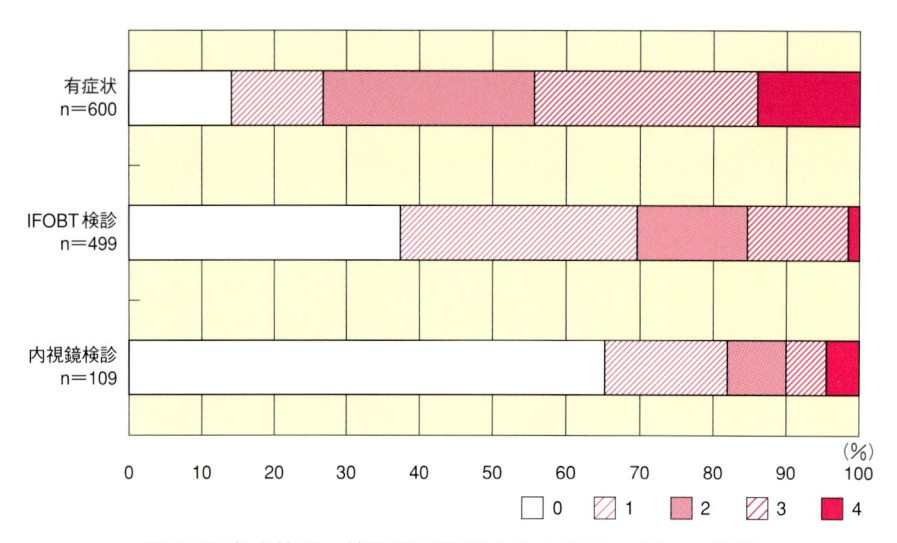

図32 ■有症状群・検診群で発見される病変のStage分類

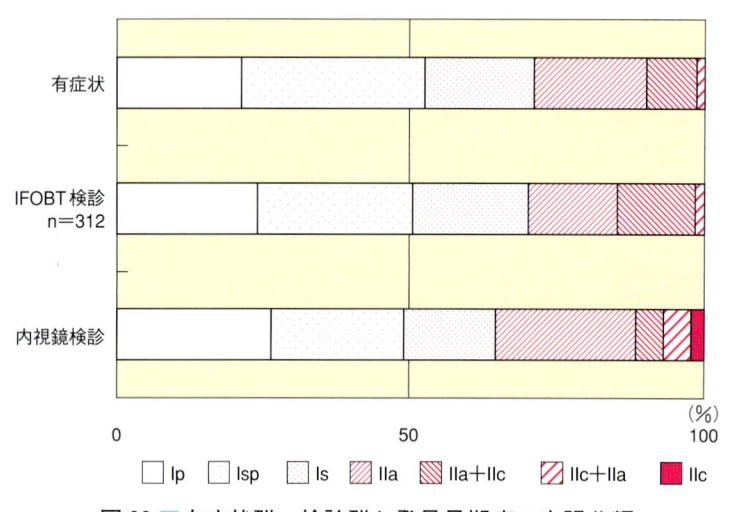

図33 ■有症状群・検診群と発見早期癌の肉眼分類

75％、90％と報告されている。6 mm以上の癌、ポリープは全例診断可能であるとの報告もある。表面型病変、特に微小病変での描出能は悪いが、1 cmの隆起性病変をターゲットにするならば、検診目的の検査としてもよい適応となる（図36〜38）。

一方、現状では画像解析と診断に相当の時間を必要とする。病変の拾い上げ診断を短時間に効率よく行うためには、仮想大腸内視鏡による3Ｄ表示より、二次元での連続表示や腸管をコンピュータ処理して直線化し、中心で見開き状態とした3Ｄ表示などが有用であり、さまざまな試みが報告されているが[6)8)]、いまだ決定的な表示法はない。ソフト面での改善は期待できるので、診断の効率化が今後の課題である。

また、検診としての対費用効果を考えると、大腸腫瘍・ポリープの検出のみを目的に

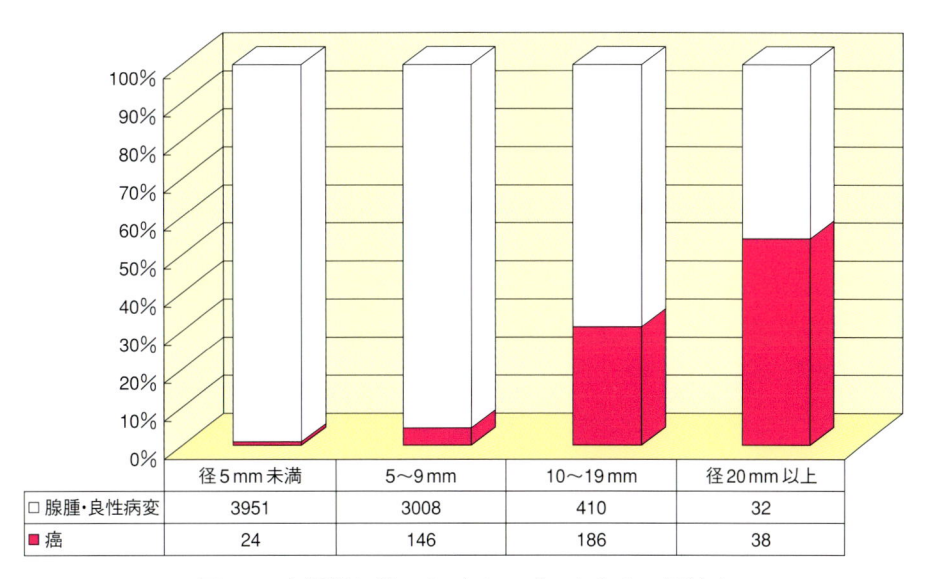

| | 径5mm未満 | 5〜9mm | 10〜19mm | 径20mm以上 |
|---|---|---|---|---|
| 腺腫・良性病変 | 3951 | 3008 | 410 | 32 |
| 癌 | 24 | 146 | 186 | 38 |

図34 ■内視鏡切除したポリープの大きさと悪性度

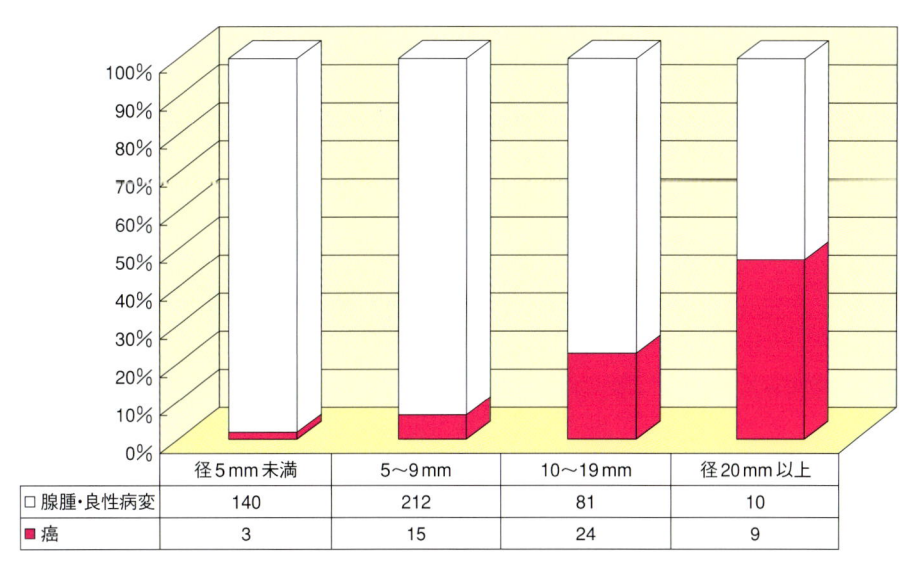

| | 径5mm未満 | 5〜9mm | 10〜19mm | 径20mm以上 |
|---|---|---|---|---|
| 腺腫・良性病変 | 140 | 212 | 81 | 10 |
| 癌 | 3 | 15 | 24 | 9 |

図35 ■内視鏡切除した表面型病変の大きさと悪性度

CT colonography を行うのは効率がよくない。MDCT で、短時間に全身の走査が可能になった利点を生かし、肺癌検診や腹部の膵癌検診などと併せて、胸腹部ないしは頭部を含めた全身スクリーニングの一環としての CT colonography を行うという方法が現実的である。自験例でも偶然、他臓器癌を発見できた症例を経験している。生検による組織診断ができなかったり、処置ができないことから、精密検査としての内視鏡検査は必要であるが、現状の検診システムの中で、IFOBT と大腸内視鏡検査をつなぐ役割を担うものになろう。

　表面型病変の検出能が低いことなど欠点も理解しなければならないが、逐年検診の中

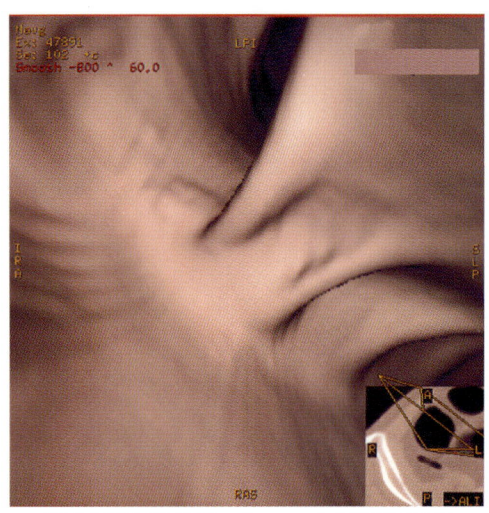

**図36** ■ S状結腸、5 mmの無茎性病変
実際の病変部だけではなく、画面中央部で周辺の粘膜の凹凸も表現されている。病変の立ち上がり部位が正常部に続いてなだらかに表現されるので、この仮想大腸内視鏡画像の1画面で病変を判断するのは困難である。

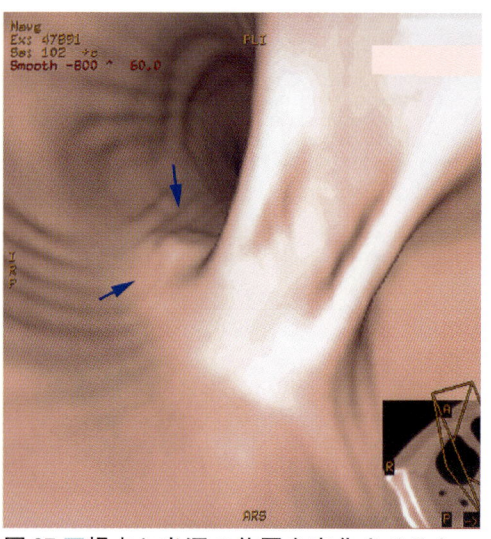

**図37** ■ 視点と光源の位置を変化させると、"影"の付け方で病変が認識できるようになる(矢印)
prospectiveには5 mm以上の病変であれば指摘は可能である。

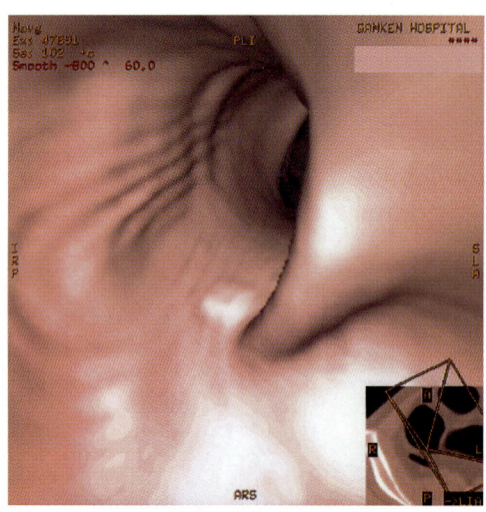

**図38** ■ さらに視点をずらすと病変部が認識でき、周辺の粘膜凹凸部位は目立たなくなる
小病変では少なくとも2～3方向から確認しないと診断は困難である。

で5年に1回はCT colonographyを行うプログラムなど、長期の検診計画の中で組み合わせていくことにより有用性は期待できる。

◆文献

1) 厚生省 人口動態統計 第 16 表 http://www.mhw.go.jp/toukei/toukeihp/9nenpo/deth4.html#hyo16.
2) 小泉浩一, 坂井雄三, 甲斐俊吉, ほか：大腸癌のスクリーニング；IFOBT による大腸癌一次スクリーニングの成績 IFOBT 陽性を主訴とする大腸癌の特徴. 早期大腸癌 5：123-127, 2001.
3) 日本消化器集団検診学会全国集計委員会：平成 10 年度消化器集団検診全国集計. 大腸集検全国集計, pp 110-116, 2000.
4) 光島 徹, 井熊 仁, ほか：免疫学的便潜血テスト陰性大腸癌の特徴. 胃と腸 28：823-831, 1993.
5) 小泉浩一, 藤田力也：本邦臨床統計集；消化器系疾患 大腸ポリープ. 日本臨床 60 suppl.1：186-192, 2002.
6) Royster AP, Fenlon HM, Clarke PD, et al：CT colonoscopy of colorectal neoplasms；two-dimensional and three-dimensional virtual-reality techniques with colonoscopic correlation. AJR 169：1237-1242, 1997.
7) 牛尾恭輔：大腸疾患診断の実際 II. 腫瘍性疾患・消化管ポリポーシス, 医学書院, 東京, 1989.
8) 上野淳二, Istiaq Kasem, 瀬尾浩二, ほか：三次元管腔臓器縦切開像. 日本医法会誌 55：76-78, 1995.

MEMO

★好きなように使ってね！

## 2. 胃

　胃の3D-CTのためのCT検査は、発泡剤投与後にスキャンを行うという非常にシンプルなものである。胃の3D-CTの利点として、
　①胃内腔の造影剤として発泡顆粒のみで済み、バリウム投与の必要がなく、下剤投与も必要としない。
　②内視鏡や胃X線精密検査時の咽頭麻酔を必要としない。
　③バリウムや内視鏡を飲むときのような不快感が少ない。
　④内視鏡に近似する画像や、X線二重造影像や充満像に近似させた画像、3D-MPR-CTなどさまざまな画像が得られる。
　⑤撮影時間が数秒であり、被検者の負担がかなり少ない。
　⑥内視鏡的画像に加え、3D-CT画像とMPR画像の合成画像により消化管任意断面における病変の粘膜下への浸潤の情報が得られる。
　⑦1回の撮影でさまざまな方向からの画像が得られる。
　⑧内視鏡では挿入不可能な狭窄部より先の管腔も安全に観察が可能である。
などが挙げられる。
　よく議論される話題に、層構造の描出が可能かどうかということが挙げられる。図39に体上～中部前壁大弯側に位置するⅢ+Ⅱc胃癌の陥凹部を表示した3D-MPR-CT画像を示す。また、図40に同部位の内視鏡画像を示す。陥凹部の浸潤は深くないことが

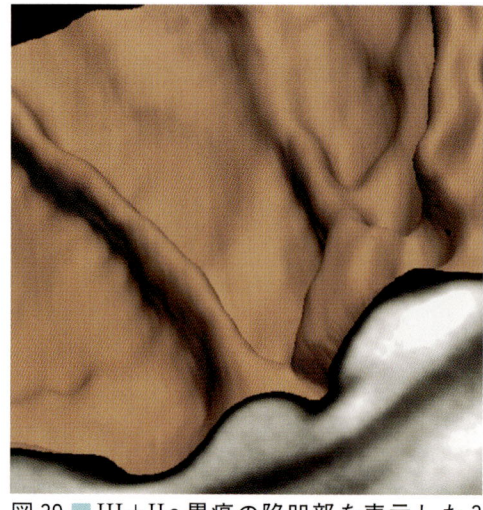

図39 ■ Ⅲ+Ⅱc胃癌の陥凹部を表示した3D-MPR-CT画像

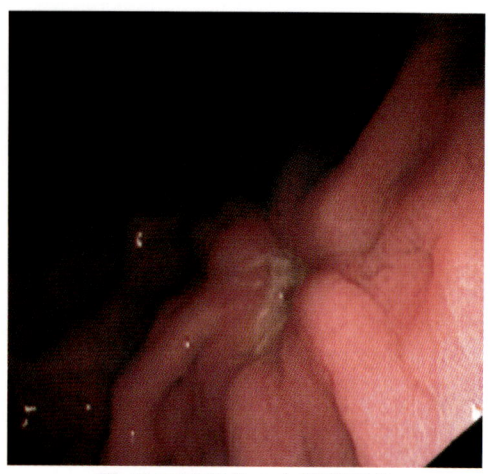

図40 ■ 同部位の内視鏡画像

認められるが、超音波内視鏡のように粘膜下の層構造を詳細に描出するまでには至っていない。条件がよければ部分的に層構造を認識可能な場合もあるが、やはり超音波内視鏡のような精度は有していないのが現状である。

胃癌のスクリーニングへの適用に関しては、比較的大きな病変や隆起性病変の検出は病変としての認識が容易であるが、平坦病変や微細陥凹性病変は色情報の欠落のため、また、襞が構造アーチファクトとして病変の描出を阻害していることなどの理由から内視鏡に比べ、たとえ病変が画像上に描出されていても検索するのは困難である。癌研におけるCT gastrographyは、胃腫瘍そのものの病

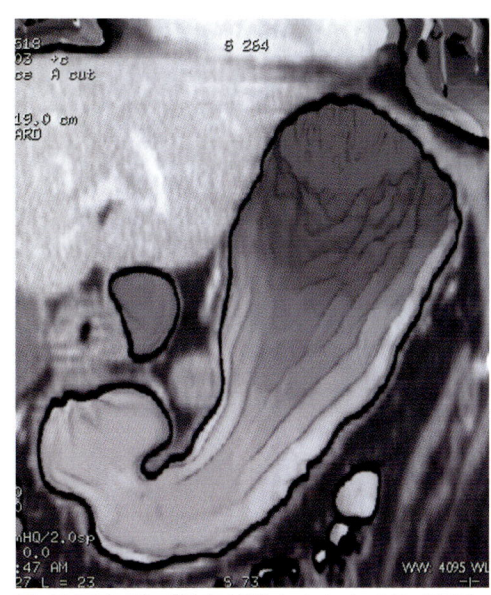

図41 粘膜下腫瘍が描出された3D-MPR-CT画像

期診断に加え病変の周辺臓器への浸潤、リンパ節への転移の診断が主な目的である。図41に示すような粘膜下腫瘍の描出、検出に威力を発揮するかも知れないが、陥凹型病変の多い胃に仮想内視鏡画像を適用するには、今後多くの研究を重ねる必要がある。

**MEMO**

★好きなように使ってね！

## 3. 小　腸

　小腸は胃・大腸と比較すると疾患の頻度が少なく、経口的にも経肛門的にもアプローチが難しいことなどの理由から、造影検査・内視鏡検査とも行われる頻度は少ない。小腸疾患が疑われる場合に第一選択の検査は小腸造影検査であり、微細な構造の評価が可能である。小腸造影検査で病変が疑われる場合や、出血源の検索などを目的にする場合は小腸内視鏡検査が行われる。しかし、上部消化管や大腸の検査と比較すると、小腸造影検査・小腸内視鏡検査とも相当の苦痛や肉体的侵襲を与える検査であり、精度の高い検査を行うためには技術的習熟が必要で、クローン病などの炎症性疾患の診断や経過観察のために専門医が細々と行ってきたのが現状である。小腸出血例については、処置を含めた内視鏡検査の重要性は疑うべくもないが、"治療方針を決定するための診断"という点では、小腸の3D-CT検査も有用である。
　腸閉塞や炎症が高度で内視鏡検査も造影検査も施行できない場合、発生母地が明確ではない腹部腫瘤と腸管との関係を明らかにしたい場合なども、3D-CT検査がよい適応である。
　小腸閉塞症例での3D-CT検査の有用性を示した症例を提示する。
　通常のCT横断像（図42）で、右下腹部正中よりに、径2cmの水と同等のCT値の腫瘤を認める。周囲は造影により強調され、周囲脂肪織への毛羽立ち様所見がみられる。小腸は拡張しているが、狭窄の有無や腫瘤との位置関係の把握は困難である。
　挿入されているイレウス管から、低濃度のガストログラフィンを少量注入して造影剤と小腸壁とのコントラストで画像再構築して三次元の画像を作成すると（図43〜45）、小腸造影検査と同様の像が得られる。解像度は劣るが、腸管の位置の把握は容易なので、手術時の病変部位のオリエンテーションには有用である。
　また、三次元再構築時に処理を加えることにより、腸管が重なる部位も個別に評価できるので（図45）、小腸造影検査では重なりのために評価できない部位でも画像化して評価することが可能になる。また、病変部だけを抽出して描出することもで

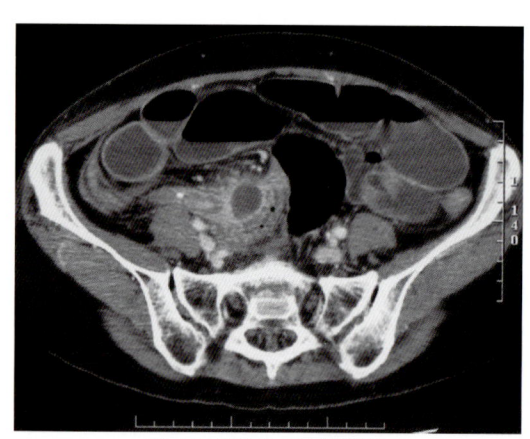

図42　通常CT横断像

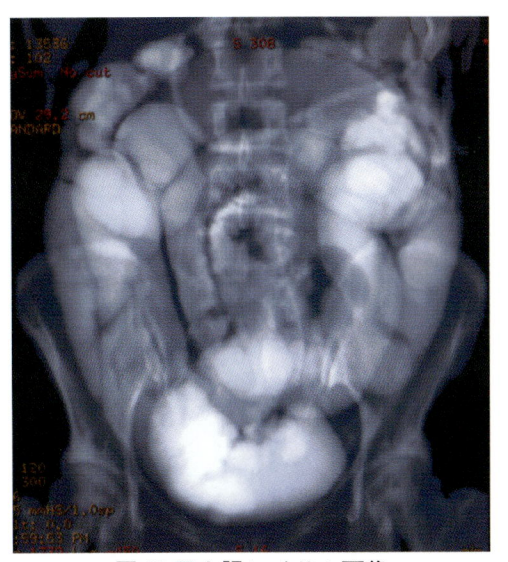

**図43 ■ 小腸レイサム画像**
管腔部分の透明度を下げると、小腸造影での充盈像に近似する像が獲られ、腸管の走行がわかる。

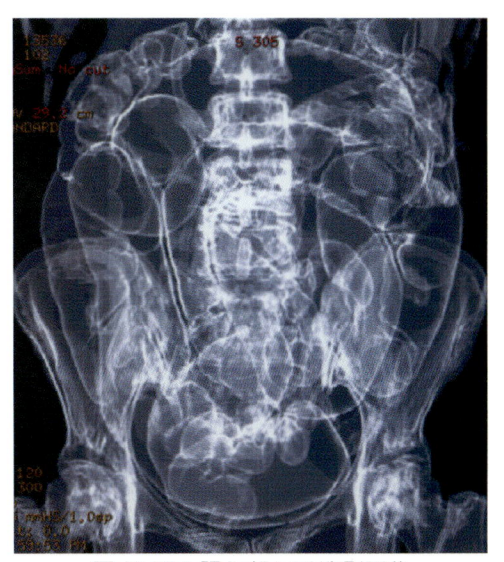

**図44 ■ 小腸仮想二重造影画像**
管腔部分の透明度を上げると、二重造影像に近似した画像になるが、腸管の重なりの部分は評価が困難である。

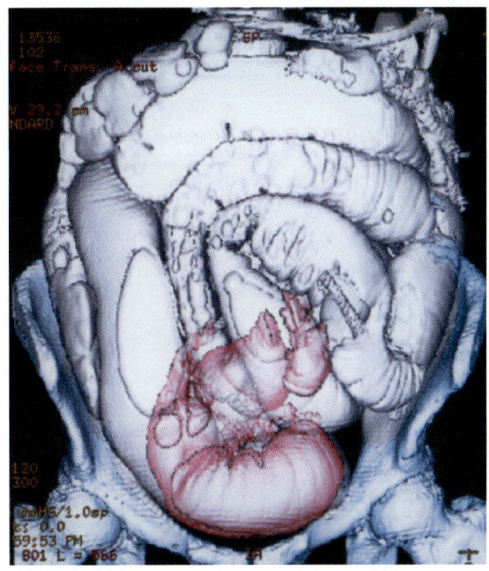

**図45 ■ サフェースレンダリング法によって作成した小腸三次元画像**
管腔部分を不透明化した像で、病変を認識しやすい。腸管が重なった部分を色分けしてわかりやすく表現することもできる。赤色に着色した部位で狭窄部分が明瞭である。

きる(図46、47)。不要な部分を消去できると、病変の詳細の所見を強調できるので診断が容易になる。小腸造影検査では腸管の重なりにより診断能は低下するので、これを改善できることが小腸の3D-CT検査の大きな利点である。同時に腸管と管腔外の変化を同時に描出できるので(図48)、腸管と腫瘍の連続性を正確に診断できる。実際の

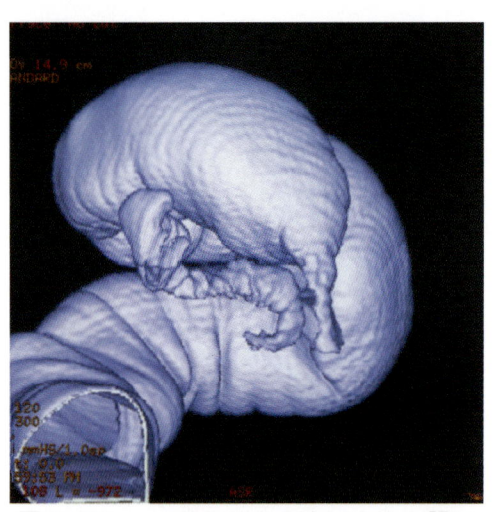

図46 ■シュードトラクト法による小腸三次元画像
狭窄部近傍の腸管だけを抽出すると、狭窄部は徐々に狭小化しながら閉塞している状況が確認できる。

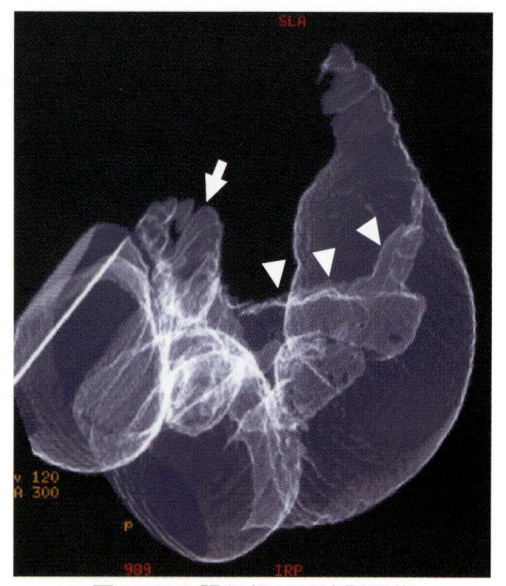

図47 ■小腸仮想二重造影画像
二重造影像に近似する像でも壁の伸展不良(矢印)と壁外性圧排像(矢頭)が明瞭に認識できる。

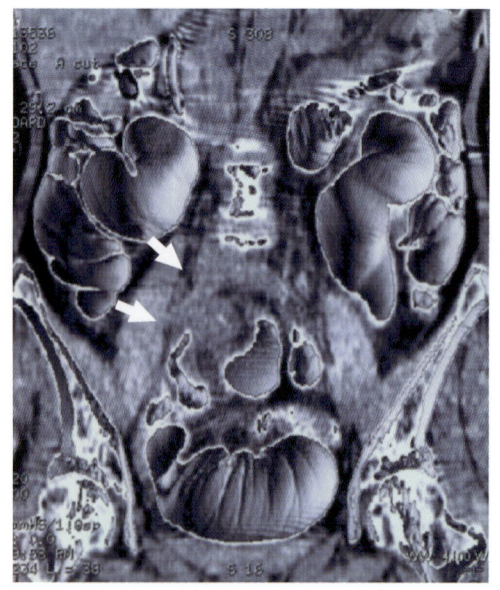

図48 ■3D-MPR-CT冠状断像
小腸腔と腫瘍との位置関係は明瞭である。狭窄部分の壁外に腫瘤が存在する所見が明瞭である(矢印)。

内視鏡で観察できない病変部の仮想内視鏡画像が得られる点も診断に有用である(図49)。

　小腸造影検査や内視鏡検査が不可能な部位・状況でも、治療方針決定のための情報を多く得られるので、特に腸閉塞の原因精査においては3D-CT検査は標準的診断法に

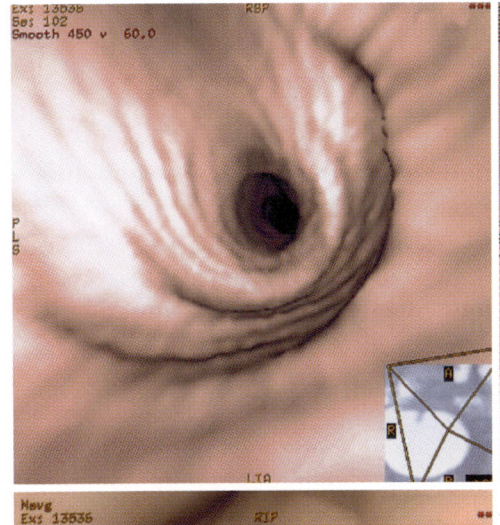

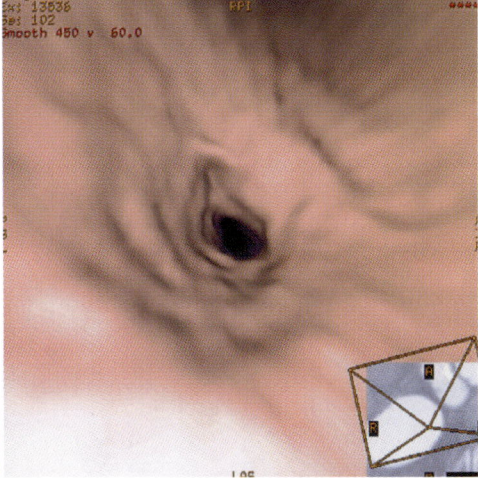

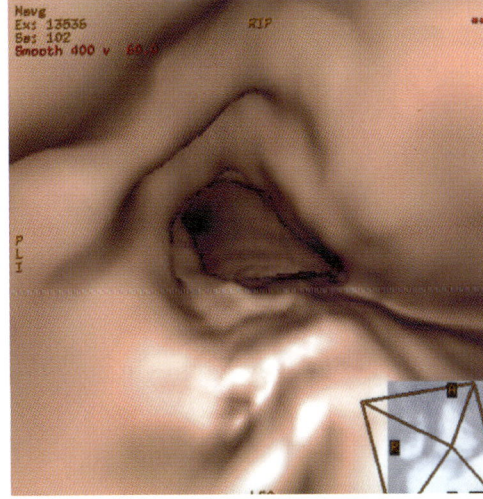

**図49** 小腸仮想内視鏡画像
a. 狭窄前拡張部を描出したもの。
b. 管腔は徐々に狭小化し、管腔は不規則な形状になっている。
c. 狭窄反対側。狭窄の中心部では、片側性に圧排され、管腔は不規則に伸展不良となり、変形が高度であることがわかる。

なりうると考えている。また、小腸に好発する炎症性疾患であるクローン病患者では、病変の活動性や拡がり、狭窄や合併する炎症性腫瘤や膿瘍の診断に3D-CT検査が用いられ良好な成績が報告されている[1)2)]。小腸病変の粘膜面の診断にはカプセル内視鏡の有用性が評価されつつあるが[3)]、小腸病変の総合診断法としての3D-CT検査の有用性は高く、今後の発展が期待される。

◆文献
1) Raptopoulos V, Schwartz RK, McNicholas MM, et al：Multiplanar helical CT enterography in patients with Crohn's disease. Am J Roentgenol 169：1545-1550, 1997.
2) Reittner P, Goritschnig T, Petritsch W, et al：Multiplanar spiral CT enterography in patients with Crohn's disease using a negative oral contrast material；initial results of a noninvasive imaging approach. Eur Radiol 12：2253-2257, 2002.
3) Hara AK, Leighton JA, Sharma VK, et al：Small bowel；preliminary comparison of capsule endoscopy with barium study and CT. Radiology 230：260-265, 2004.

# 4. 肝　臓

　肝疾患の診断にはダイナミックスタディが必須である。マルチスライス CT は各時相を短時間で撮像できるため、それぞれ均一な画質が得られる。肝細胞癌は動脈相、門脈相、平衡相の 3 相を撮影する必要がある。動脈相は 20〜30 秒で、門脈相は 60〜70 秒で、平衡相は最低 2〜3 分で撮像する。肝血管腫は造影剤が後期相まで腫瘍内に遅延するのを確認する。スライス厚を薄くすることで、腫瘍の診断のみならず血管、胆管への浸潤が診断できる。通常使用する造影剤の濃度はヨード 300 mgI/m$l$ で、体重に応じて 100〜150 m$l$ を静注する。370 mgI/m$l$ を使用する場合は 100 m$l$ を注入する。良好な動脈相を撮るためには毎秒 3.5 m$l$ 以上の造影剤を注入する必要があるが、小柄な体型であれば 3.0 m$l$/sec でも十分である。スライス厚は 5 mm で、小さな病変は 2.5 mm で撮像する。マルチスライス CT による撮像では、病変の質的診断を行うだけでなく、MPR 画像の構築により腫瘍と血管や周囲臓器との関係を知ることができ、MIP 法の適用により血管構築も可能となる。これらの再構築画像は、手術や IVR (Interventional Radiology) などの治療方針、治療戦略を決めるのに有用である。

**MEMO**

★好きなように使ってね！

**症例1** 肝細胞癌

　肝後区域に動脈早期相で濃染される腫瘍がみられ（図50-a）、肝実質相では低吸収域となった（図50-b）、典型的な肝細胞癌の所見である。MPRでは腫瘍は肝表面に接しているが、肝皮膜を越えていないのがわかる（図50-c）。MPR画像にMIP処理を加えると、腫瘍と腫瘍血管とが同一画面上に表示できる（図50-d）。

　**コメント**　肝表面に腫瘍が存在する場合に、腫瘍と周囲臓器との関係を明らかにするためにはMPR画像が有用である。

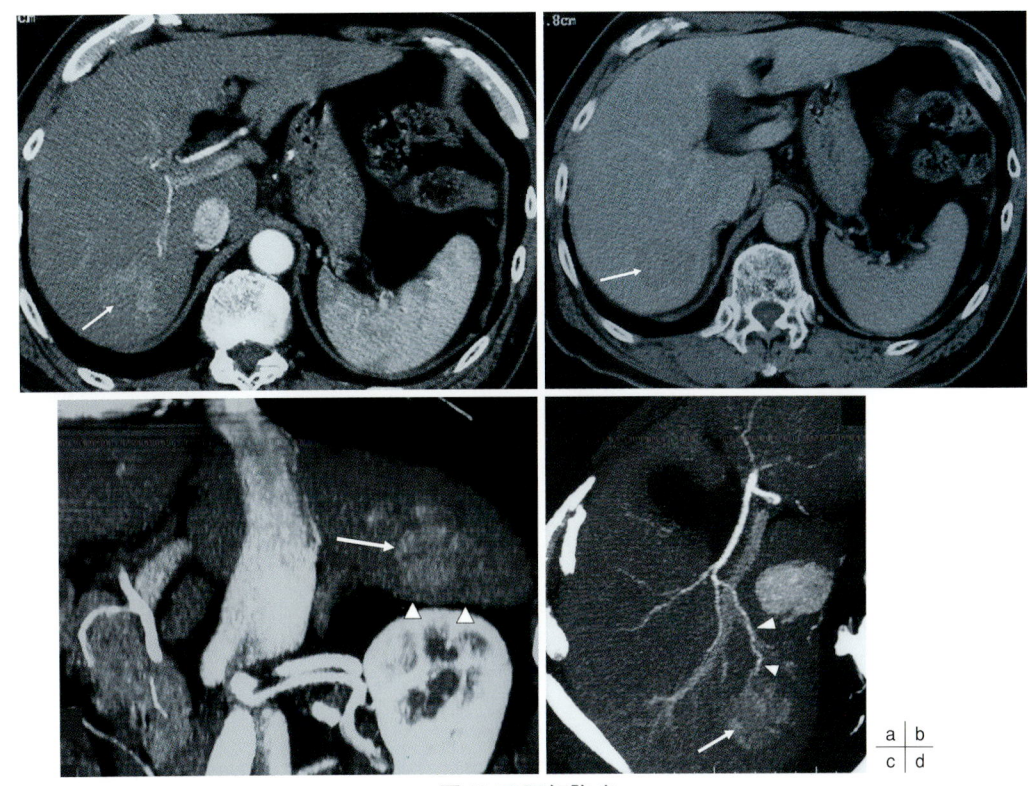

**図50　肝細胞癌**
a. 肝後区域に動脈相で腫瘍は濃染される（矢印）。
b. 肝実質相では低吸収域となった（矢印）。
c. MPR画像において腫瘍は肝表面に接しているが（矢印）、肝皮膜は越えていないのがわかる（矢頭）。
d. MPRの画像でMIP処理を施すと、腫瘍（矢印）と腫瘍血管（矢頭）とが同一画面上に表示できる。

### 症例2 肝細胞癌

　肝外側区域に超音波検査で類円形の腫瘍がみられ、造影CTの早期相で腫瘍は濃染されず(図51-a)、実質相では低吸収域になった(図51-b)。質的診断のために行ったCT-A(動脈造影下CT)では、腫瘍全体が濃染され肝細胞癌と診断できた(図51-c)。さらに、内側区域にも小さな腫瘍が認められた(図51-c)。

**コメント** CTで典型的所見がみられないときや、術前の小病変の検出には、血管造影下のCTが有用である。多血性腫瘍がCTで造影されない理由としては、造影剤の注入量が足りないか、撮像のタイミングが悪い場合が考えられる。

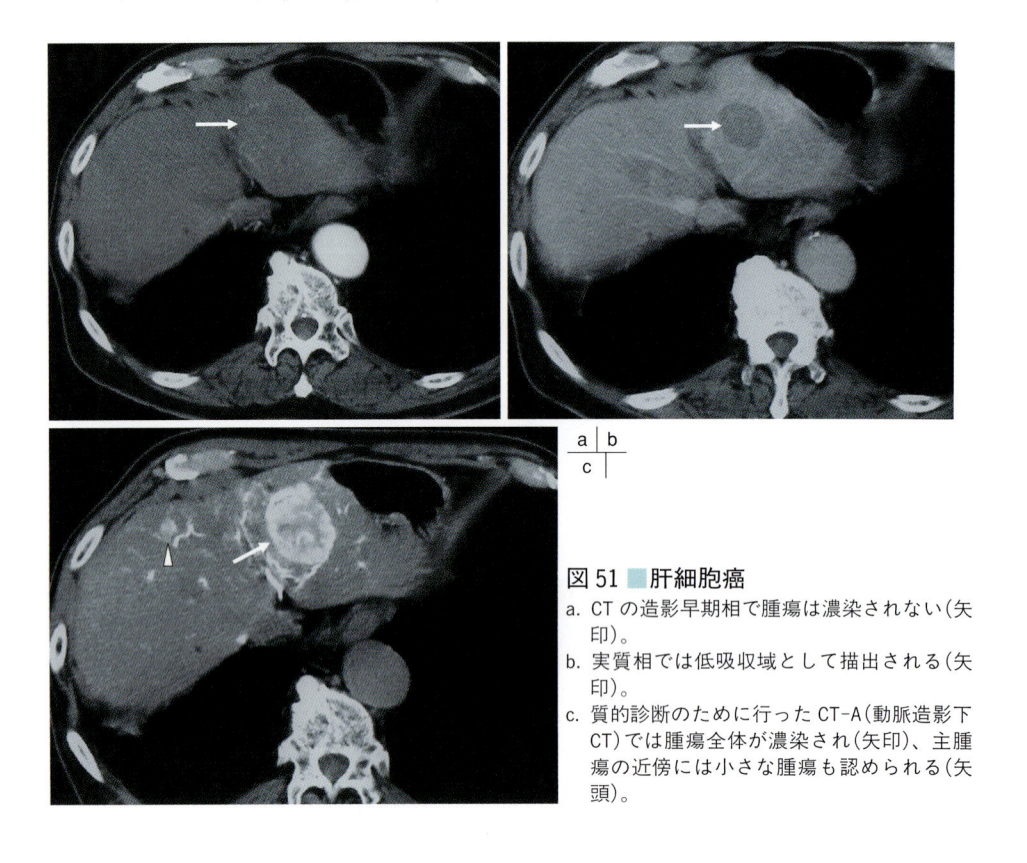

| a | b |
|---|---|
| c |   |

**図51 ■ 肝細胞癌**
a. CTの造影早期相で腫瘍は濃染されない(矢印)。
b. 実質相では低吸収域として描出される(矢印)。
c. 質的診断のために行ったCT-A(動脈造影下CT)では腫瘍全体が濃染され(矢印)、主腫瘍の近傍には小さな腫瘍も認められる(矢頭)。

### 症例3　肝細胞癌（血管浸潤例）

　肝細胞癌は門脈や肝静脈などに浸潤しやすい。治療前に血管浸潤の有無を診断することが重要である。肝左葉にびまん性に拡がる腫瘍は門脈本幹にまで浸潤している（図52-a）。また、肝後区域にある腫瘍は下大静脈に腫瘍塞栓を形成している（図52-b）。大きな血管に浸潤すると肝細胞癌の予後が悪くなる。

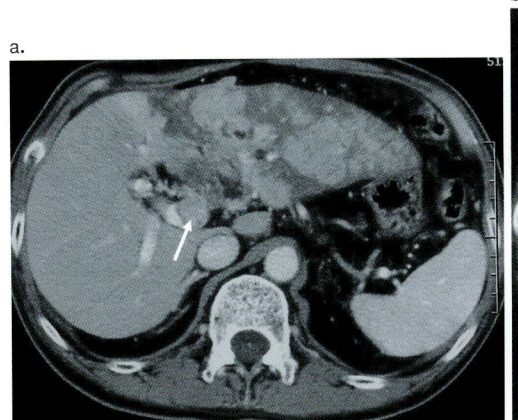

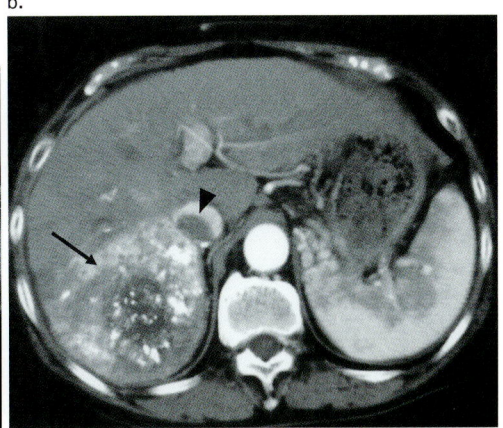

**図52　肝細胞癌（血管浸潤例）**
a. 肝左葉にびまん性に拡がる腫瘍は門脈本幹にまで浸潤している（矢印）。
b. 肝後区域にある腫瘍（矢印）は下大静脈に腫瘍塞栓を形成している（矢頭）。


### 症例4　肝細胞癌（術後再発例）

　血管造影下CTで、濃染される腫瘍を認める。ボリュームレンダリング法による再構築画像が腫瘍と腫瘍血管との位置関係を理解するのに有用である（図53-a、b）。

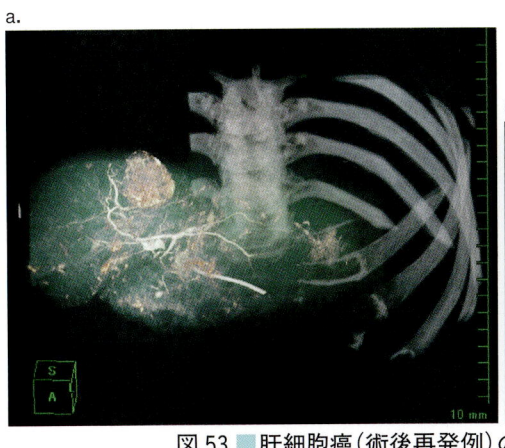

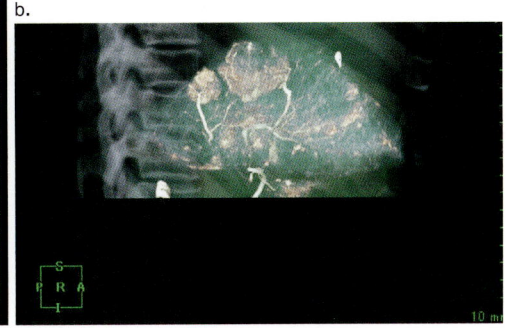

**図53　肝細胞癌（術後再発例）のボリュームレンダリング画像**
a. 血管造影下CT（CT-A）では、よく濃染される腫瘍を認める。
b. 側面画像構築により腫瘍血管と腫瘍との関係がよりわかりやすくなる。

**症例5** 肝細胞癌

　肝右葉表面から肺に突出する腫瘍を認める。血管造影の右横隔膜下動脈造影で腫瘍は淡く濃染している（図54-a）。さらに、血管造影下のCT検査により、腫瘍は強く濃染され、右横隔膜下動脈が栄養血管であることがわかった（図54-b）。高速に広い範囲を撮影できるマルチスライスCTはIVRの支援画像を得る装置として有用である。

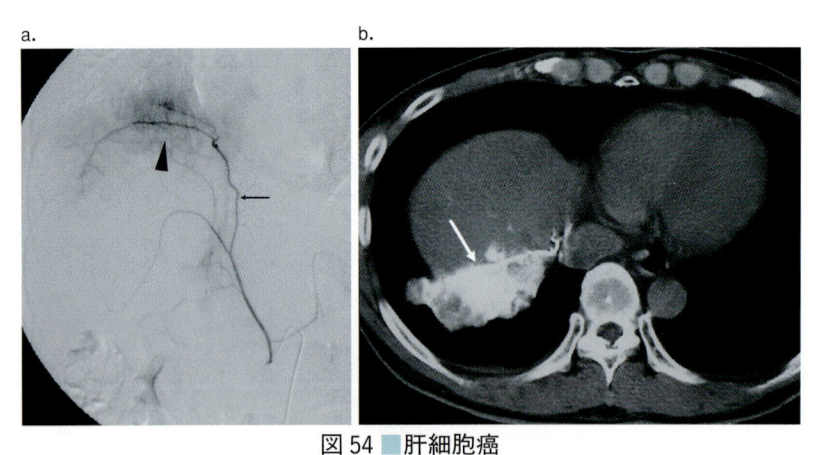

**図54　肝細胞癌**
a. 肝右葉の表面から肺に突出する腫瘍を認めるDSA画像。右横隔膜下動脈からの造影（矢印）で腫瘍はやや濃染された（矢頭）。
b. 右横隔膜下動脈よりの血管造影下CTで濃染された腫瘍（矢印）。

MEMO

★好きなように使ってね！

### 症例6 肝細胞癌

単純CTで肝前区域に境界明瞭な腫瘍を認め、ダイナミックCTを行った。造影早期に腫瘍は淡く濃染され（図55-a）、後期相で腫瘍は低吸収域になり、周囲がリング状に濃染されている（図55-b）。さらに、腫瘍と連続して右肝静脈に一致して線条の低吸収域がみられ、肝細胞癌からの肝静脈腫瘍塞栓と診断できる（図55-c）。切除標本の割面像で、多彩な内部構造をし、腫瘍塞栓を伴う肝細胞癌であった（図55-d）。

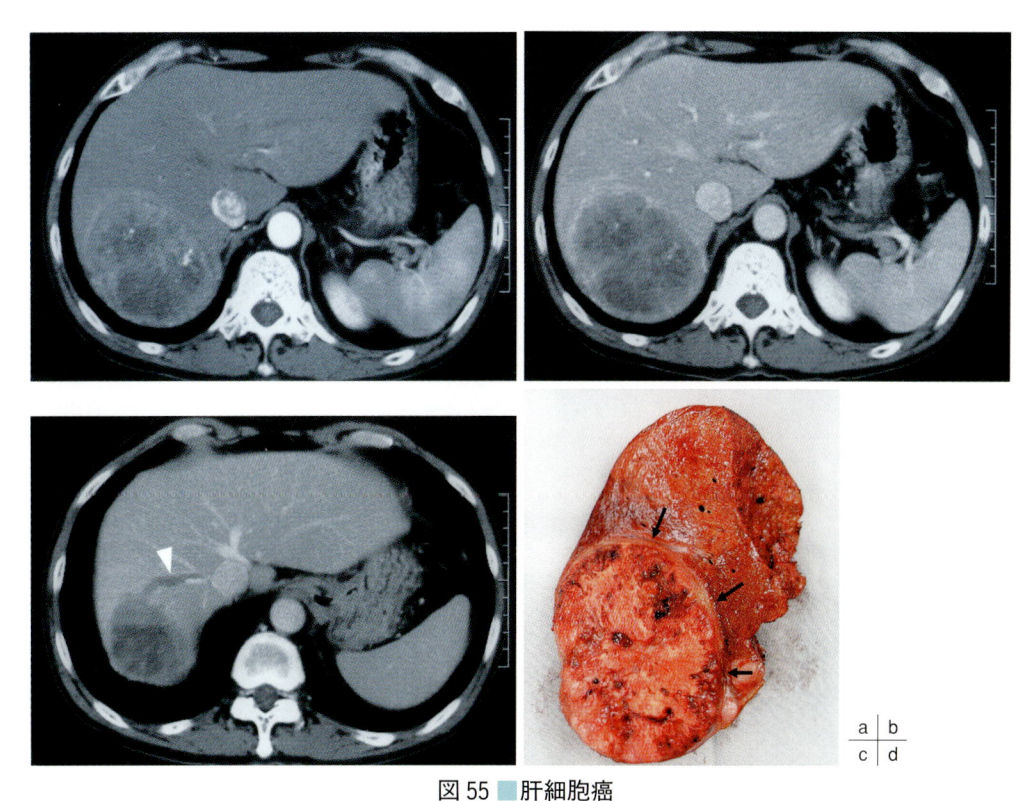

**図55 肝細胞癌**
a. CTで肝後区域に境界明瞭な腫瘍を認め、造影早期に腫瘍は淡く濃染された。
b. 後期相で腫瘍は低吸収域になり、周囲がリング状に濃染された。
c. 腫瘍と連続して右肝静脈に一致して線条の低吸収域がみられ、肝静脈の腫瘍塞栓である（矢頭）。
d. 切除標本の割面像である（矢印）。多彩な内部構造をし、腫瘍塞栓も認められた。

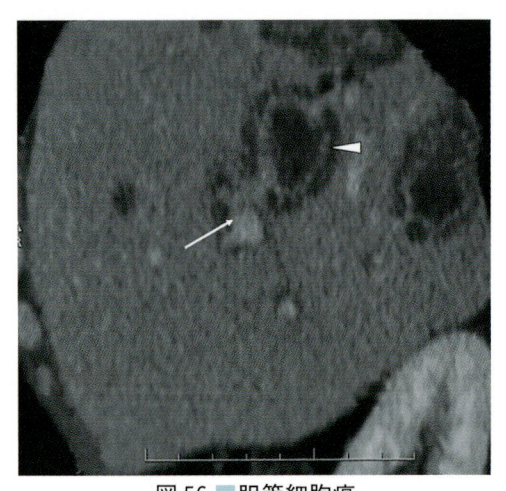

### 症例7 胆管細胞癌

肝右葉にCTの造影後期相でリング状に濃染される腫瘍が認められ、MPR画像では門脈と腫瘍は離れている(図56)。

**図56 ■ 胆管細胞癌**
CTの造影後期相でリング状に濃染される腫瘍がみられ、MPR画像で腫瘍(矢印)は門脈(矢頭)と離れていることがわかる。

### 症例8 肝血管腫

肝外側区域に単純CTで低吸収域の腫瘤がみられる(図57-a)。造影早期相で腫瘍の周囲が濃染され(図57-b)、実質相では周囲から内部に向け濃染した(図57-c)。経時的に周囲から内部に向かって濃染される血管腫の典型像である。

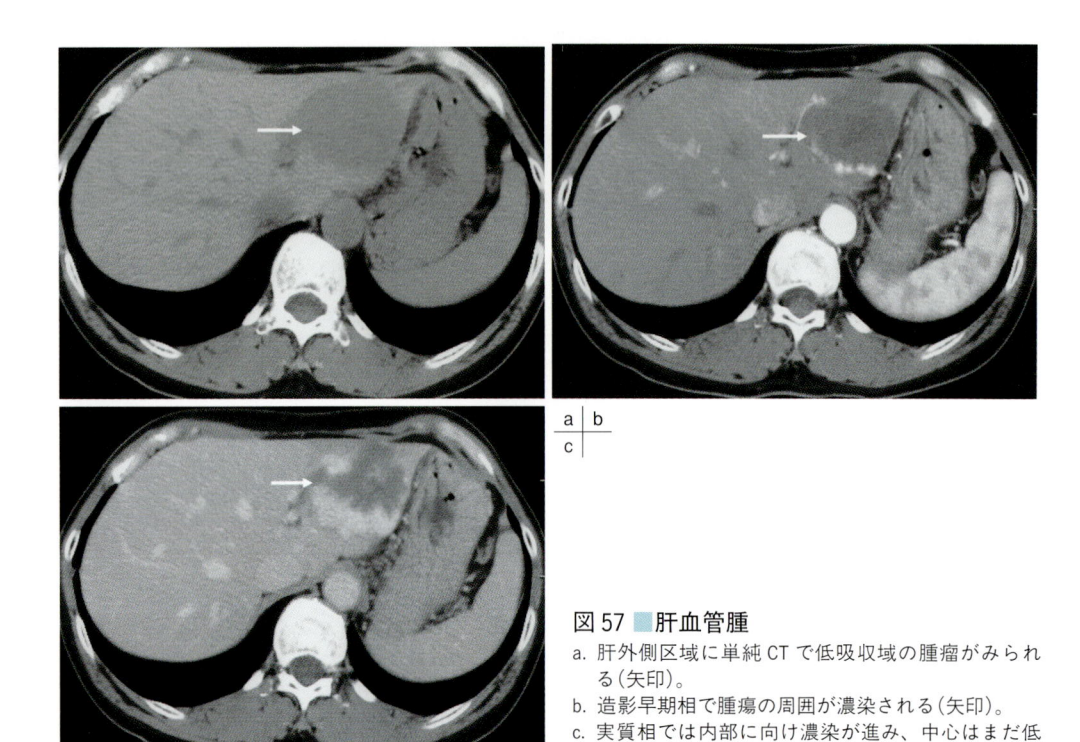

| a | b |
|---|---|
| c |   |

**図57 ■ 肝血管腫**
a. 肝外側区域に単純CTで低吸収域の腫瘤がみられる(矢印)。
b. 造影早期相で腫瘍の周囲が濃染される(矢印)。
c. 実質相では内部に向け濃染が進み、中心はまだ低吸収域になっている(矢印)。

## 5. 胆嚢

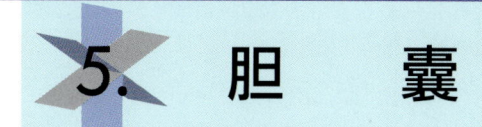

### 1. 正常粘膜パターン

正常の胆嚢粘膜は DIC-CT により図58のように、規則的なパターンをもった模様を呈する。

### 2. 胆石

図59-a は DIC-CT の MPR 画像だが、この CT のボリュームデータを使って図59-bのような ERCP 近似画像を作成できる。また、サーフェースレンダリング画像や仮想内視鏡画像(図59-c、d)を作成することにより、MPR 画像からだけでは想像できなかった胆石の形態や表面の性状まで描出することができる。当然、背景の胆嚢粘膜パターン模様も描出される。

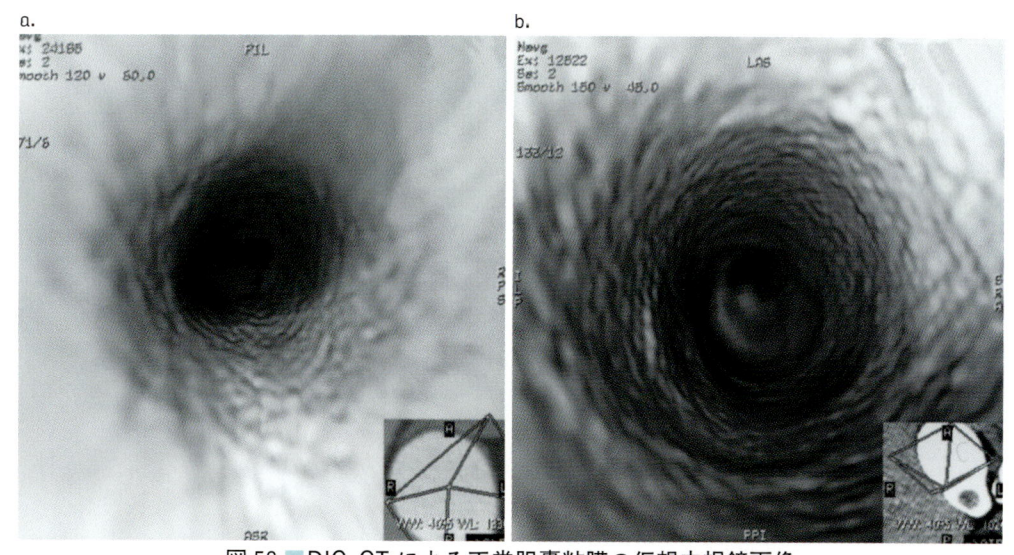

**図58 DIC-CT による正常胆嚢粘膜の仮想内視鏡画像**
a. 胆石を有さない症例の粘膜パターン。凹凸がそれぞれのサイズが均一で、規則正しく配列している。
b. 有胆石症例であるが、胆嚢炎を合併しておらず、無胆石症例と同様のパターンを呈している。

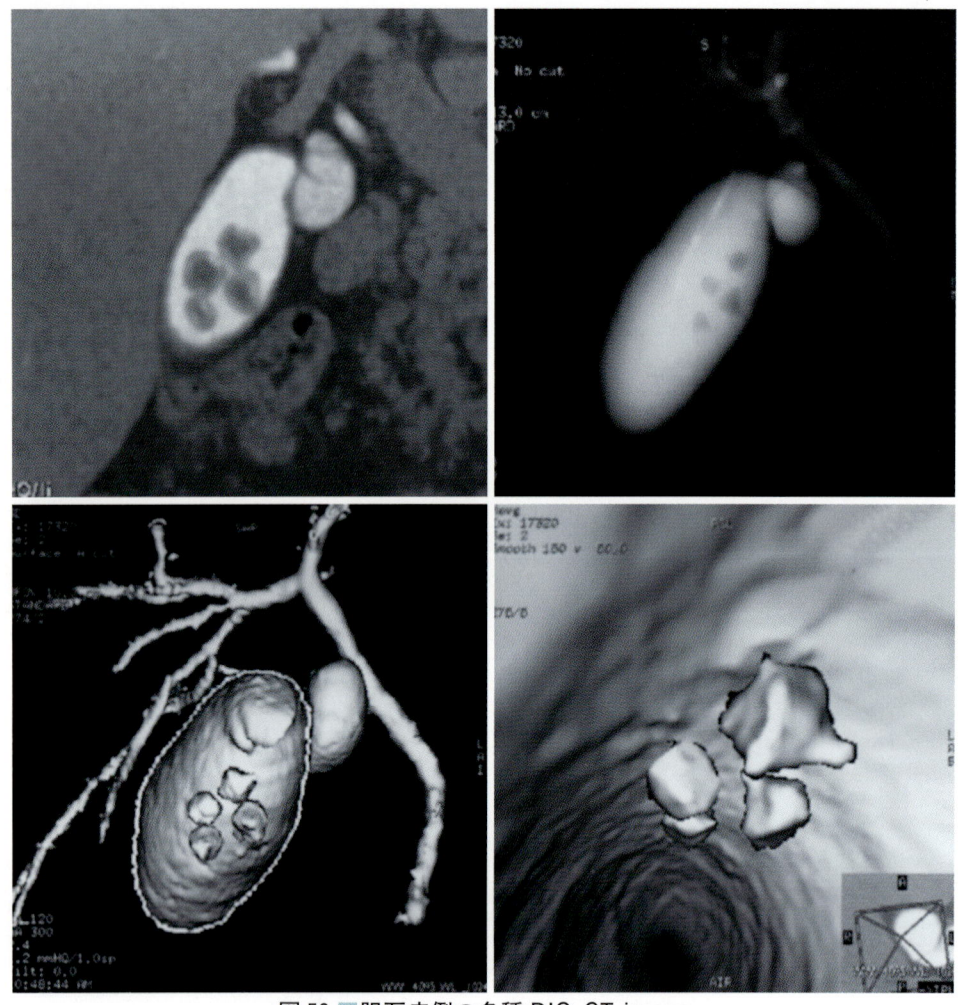

図 59 ■胆石症例の各種 DIC-CT image
a. Coronal view での MPR 画像。
b. サーフェースレンダリング画像をレイサム表示すると、このような ERCP 近似画像が得られる。
c. カッティング処理により、胆嚢内部をみることができる(サーフェースレンダリング画像)。
d. 視点を胆嚢内にすれば、仮想内視鏡像が得られる。

## 3. 胆嚢ポリープ(腺腫)

　図 60 は胆嚢腺腫の手術例の画像である。図 60-a の MRCP 画像では、胆嚢底部に欠損像があり、広基性のポリープのようにみえる。ERCP(図 60-b)ではポリープの茎部はあまり広くないことがわかるが、ポリープ表面の性状などはこの像からはまったく把握できない。図 60-c は超音波内視鏡画像であるが、ポリープ表面は分葉状であり、ポリープの茎は亜有茎であることがわかる。しかし、ポリープ周囲の粘膜までは判断できない。図 60-d は仮想胆嚢二重造影像による表示であるが、胆嚢ポリープの表面は結節

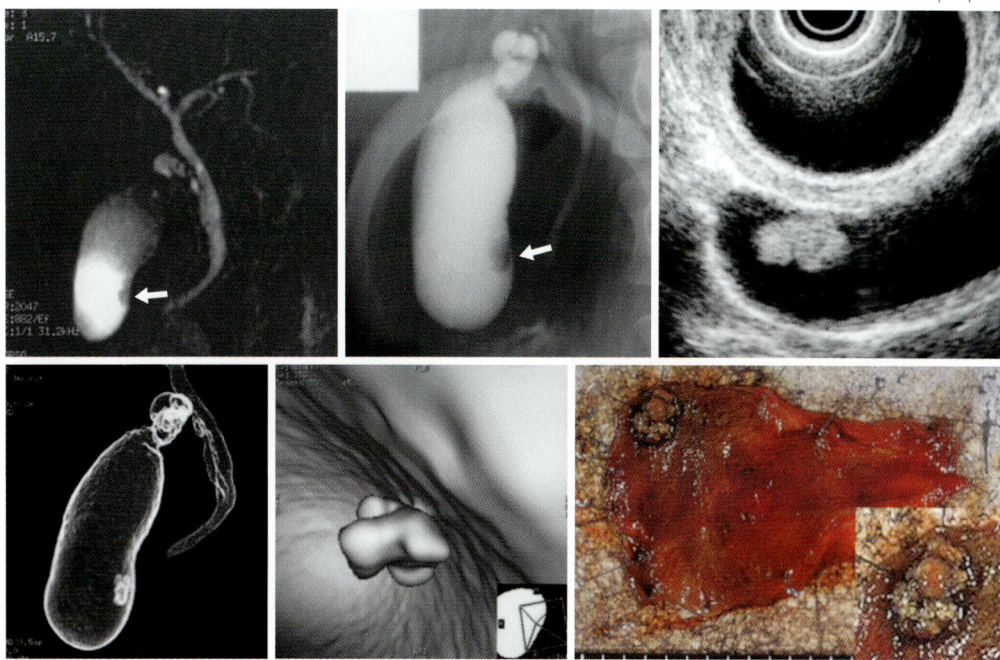

**図60 ■胆嚢腺腫症例の各種画像と摘出標本の肉眼像**
a. MRCP画像。胆嚢底部に広基性の陰影欠損がみられる(矢印)。
b. ERCP画像。MRCP画像に比較し、有茎性にみえる(矢印)。
c. 超音波内視鏡像では分葉状の有茎生ポリープの所見である。
d. 仮想胆嚢二重造影像ではポリープが分葉状であることがよくわかる。
e. 仮想内視鏡画像ではポリープの茎部も明瞭に描出されている。
f. 摘出標本の肉眼像。分葉状の腺腫であった。

が集簇しているように描出されている。仮想内視鏡画像ではポリープ表面の性状はさらに詳細となり、基部周囲の粘膜も、胆嚢の他の粘膜パターンと同様に正常であることがわかる。図60-fは摘出標本だが、ポリープの表面は多結節集簇状であり、仮想内視鏡画像で得られた画像に一致する。また、ポリープ周囲の胆嚢粘膜にも異常はみられない。

## 4. 胆嚢腺筋腫症

図61-aは胆嚢腺筋腫症症例のMRCP画像だが、胆嚢そのものが描出されず、壁病変の評価はまったくできない。ERCP(図61-b)では、胆嚢頸部から体部にかけて全周性に狭窄を認め、同部位で壁内に小囊胞(Rokitansky-Aschoft sinus；RAS)が描出されている。図61-cは同一症例のDIC-CT、axial画像である。胆嚢壁は全周性に肥厚を示し、壁内にはRASを示す大小の造影剤の溜まりがみられる。サーフェースレンダリング画像(図61-d)では胆嚢体部の狭窄と、壁内に突出する多数のRASが描出されており、仮想内視鏡画像(図61-e)では、RASの開口部が明瞭である。また、ERCPでもわからなかった小結石も描出された(図61-f)。

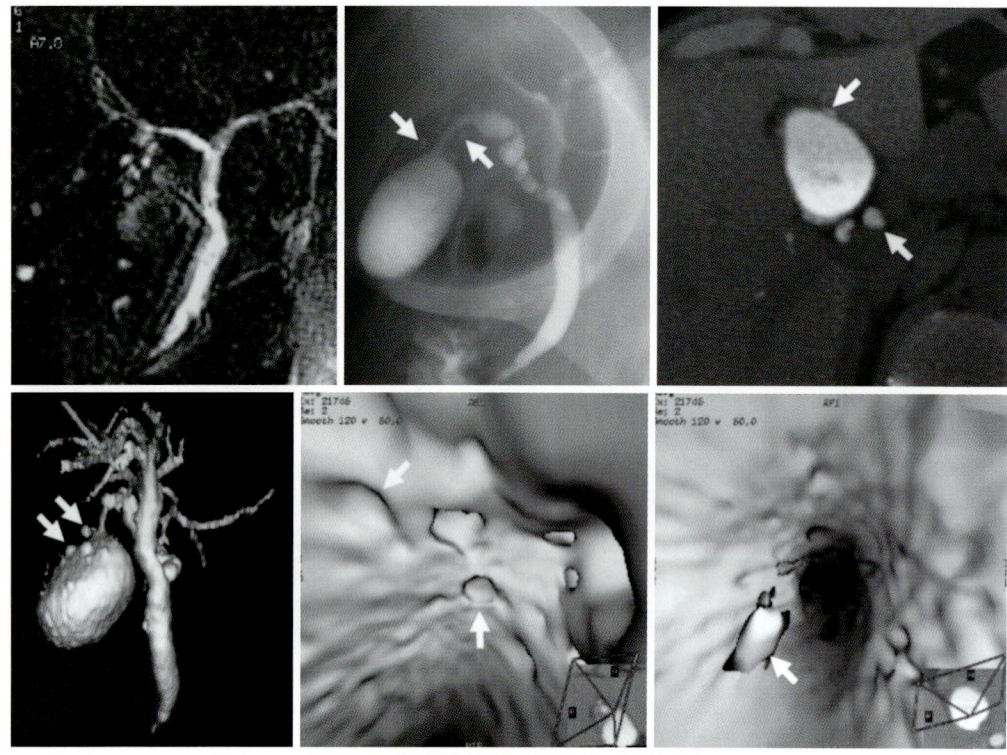

図61 ■胆嚢腺筋腫症症例の各種画像

a. MRCP では胆嚢が描出されていない。
b. ERCP では胆嚢体部に内腔の狭窄と、同部位の壁内に造影剤の貯留(RAS)が散見される(矢印)。
c. DIC-CT の axial 画像では、肥厚した胆嚢壁内に造影剤の貯留がみられる(矢印)。
d. サーフェースレンダリング画像では、ERCP 画像同様に胆嚢体部の狭窄と、内腔から連続する RAS が明瞭に描出されている(矢印)。
e. 仮想内視鏡画像では、胆嚢粘膜にいくつもの陥凹がみられる(矢印)。
f. ERCP では不明であった胆嚢内の小結石が仮想内視鏡画像によって描出されている(矢印)。

## 5. 胆嚢癌

　図62は胆嚢癌症例である。ERCP 画像(図62-a)では体部の屈曲した部位に 20 mm 大の透亮像がみられる。また、その周囲には小さな透亮像が散在している。サーフェースレンダリング画像(図62-b)では、腫瘍の茎は広基性であることが明瞭に描出されている。サーフェースレンダリング画像をレイサム表示させることにより、ERCP 近似画像が得られる。主病変以外にもところどころに小隆起が散在しているのがわかる(図62-c)。仮想内視鏡画像(図62-d)では胆嚢体部に不整な粘膜像をもつ隆起が存在し、その隆起に連続して不整な粘膜が存在している(図62-e)。また底部側には、主病変と離れて polypoid lesion が散在している(図62-f)。摘出標本の肉眼像では、凝血塊の付着した主病変に連続する顆粒状粘膜と、体部側に散在する polypoid lesion がみられる。これらは仮想内視鏡画像でみられた所見と一致する。

4 マルチスライス CT 検査の臨床的意義　5. 胆囊

| a | b | c |
|---|---|---|
| d | e | f |

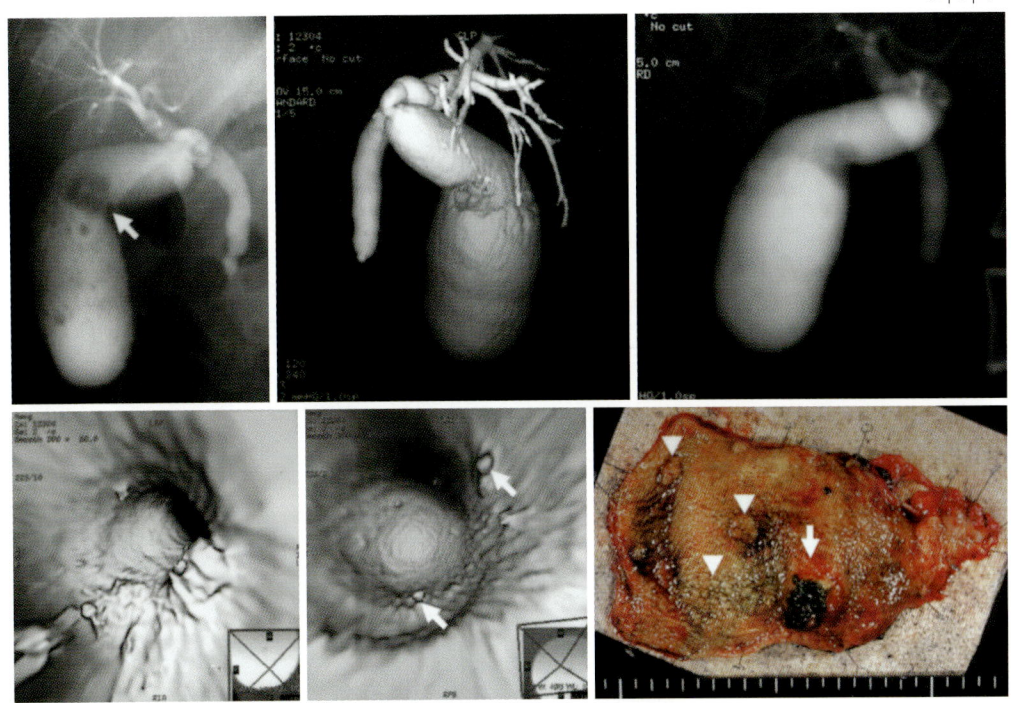

**図 62 ■ 胆囊癌症例の各種画像**

a. 体部に大きな透亮像がみられ(矢印)、底部にかけ、小さな透亮像が多発している。
b. DIC-CT のサーフェースレンダリング画像では、最も大きな隆起性病変が広基性であることがわかる。
c. ERCP 近似画像では ERCP と同様の所見が描出されている。
d. 仮想内視鏡画像では、主病変の粘膜は不整な隆起を示しており、その周囲にも拡がっている。
e. 底部側には小隆起が不連続性に散在している(矢印)。
f. 摘出標本の肉眼像。主病変(矢印)のほかに、大小の顆粒が多発している(矢頭)。

MEMO

★好きなように使ってね！

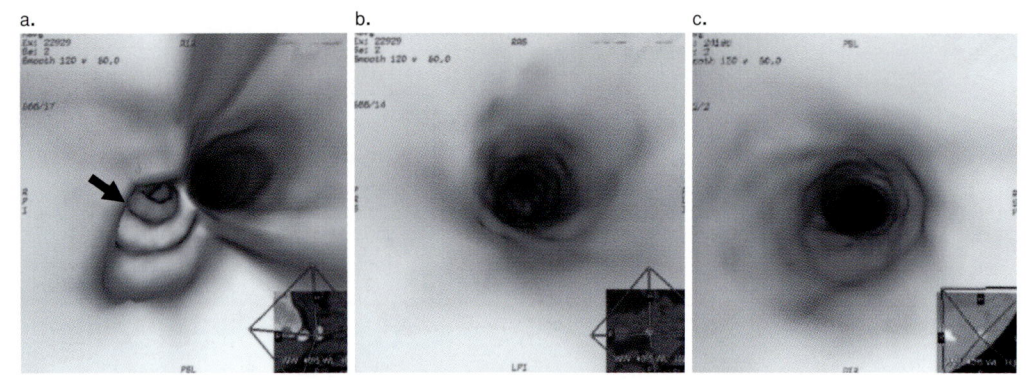

**図 63** ■ DIC-CT による正常胆管粘膜の仮想内視鏡画像
a. 胆嚢管分岐部より肝側をみあげた仮想内視鏡画像。胆嚢管のらせん構造がみえている（矢印）。
b. 胆嚢管分岐部から乳頭側をみた仮想内視鏡画像。浅い圧痕像のようなパターンがみられる。
c. a、b とは別の症例。b 同様、浅い圧痕像がみられる。

### 6. 正常胆管粘膜

　DIC-CT により胆管を精査するのは、胆管の腫瘍性病変や微細胆管結石の存在を疑う場合、または膵胆管合流異常を疑う場合である。正常胆管粘膜は、DIC-CT では、比較的平滑である場合が多い。図 63-a は胆嚢管分岐部を乳頭側から肝側に見上げた像であり、左の管腔が胆嚢管、右の管腔が総肝管である。胆嚢管はらせん状をしていることが多く、この症例でもくびれは描出されているが、どちらも平滑な粘膜面を呈している。図 63-b は図 63-a と同一症例で、胆嚢管分岐部から乳頭側を見下ろしている像である。こちら側では、ところどころに圧痕様の凹凸がみられるものの、ほぼ平滑に近い粘膜パターンである。別の症例の中部胆管像（図 63-c）をみても、正常胆管粘膜は平滑か、浅い圧痕模様を呈しており、このような粘膜模様が正常範囲のものと考えられる。

### 7. 胆管結石

　ERCP の胆管充盈像では、胆管内の小結石と、胆管造影時に混入してしまった小さな空気の泡との区別が困難なことがよくある。図 64-a は胆石と胆管結石とを有する症例の ERC 画像であるが、すべてが結石による陰影欠損なのかどうか判断が難しい。図 64-b は DIC-CT の axial 画像であるが、胆嚢内および総胆管内に結石が多発しているのがわかる。仮想胆嚢二重造影像（図 64-c）でも、下部胆管内に結石が多発しているのが明瞭に描出されている。仮想内視鏡画像は、胆管粘膜は正常パターンを示し、下部胆管内には結石が数個描出されている（図 64-d）。胆管結石の診断だけであれば、浸襲的な ERCP 検査をしなくても十分に診断が可能である。

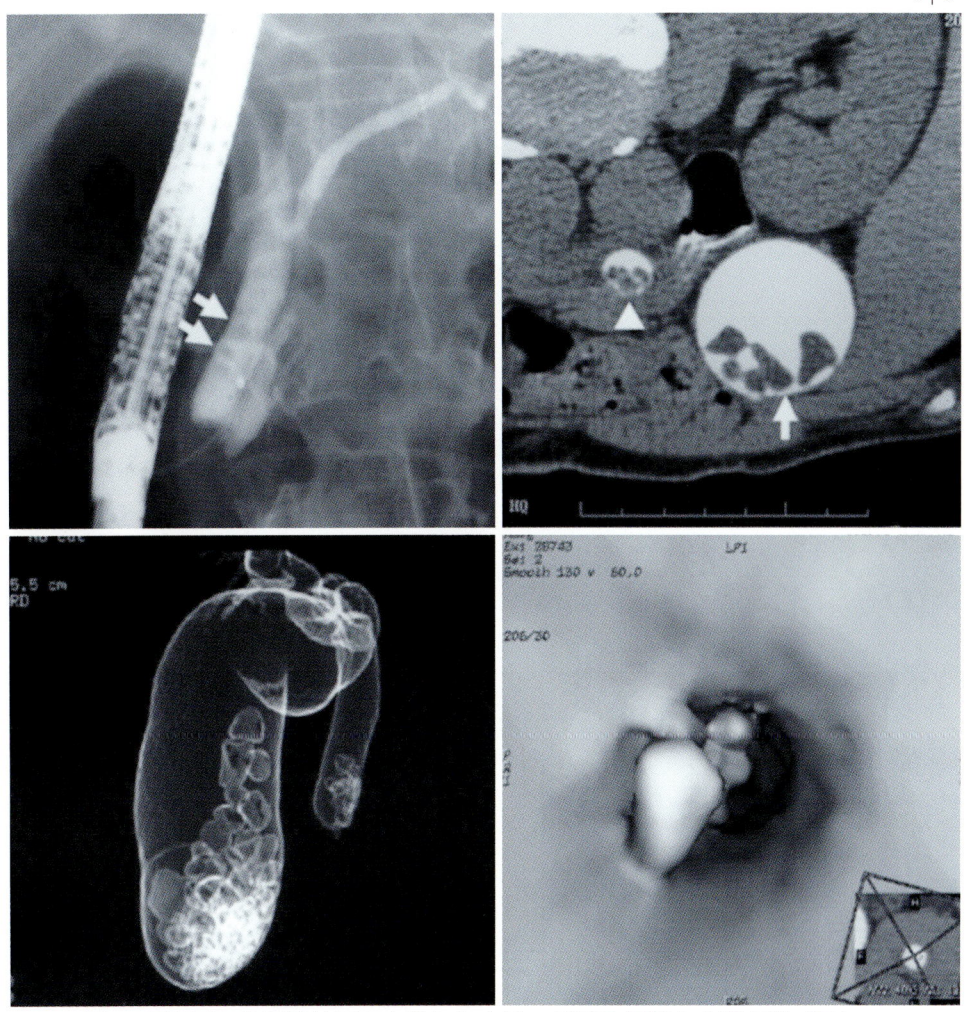

**図64** ■ 胆石と総胆管結石を合併した症例のERCP画像と各種DIC-CT image
a. ERCP画像。下部胆管内に透亮像が多発している（矢印）。結石か空気泡かの鑑別は難しい。
b. DIC-CTのaxial画像。胆嚢内（矢印）、総胆管内（矢頭）に結石がみられる。
c. 仮想胆嚢二重造影像でも、胆嚢内、総胆管内の結石が描出されている。
d. 仮想内視鏡画像。総胆管内に結石が散在している。

## 8. 胆管癌

　胆管癌症例を2例紹介する。まず1例目はMin IP画像が進展度診断に有用であった中部胆管癌症例である。胆管は走行が平面ではないため、全体像の描出には工夫が必要である。胆管は十二指腸乳頭に近い部位が体表から遠く、肝門に近づくにつれ体表に近くなる。図65-aは、病変部位での前額断面のMPR画像であるが、この画像で胆管長軸を探し、その軸を含む平面での再構成画像を0.5 mmピッチで再構成したものが図

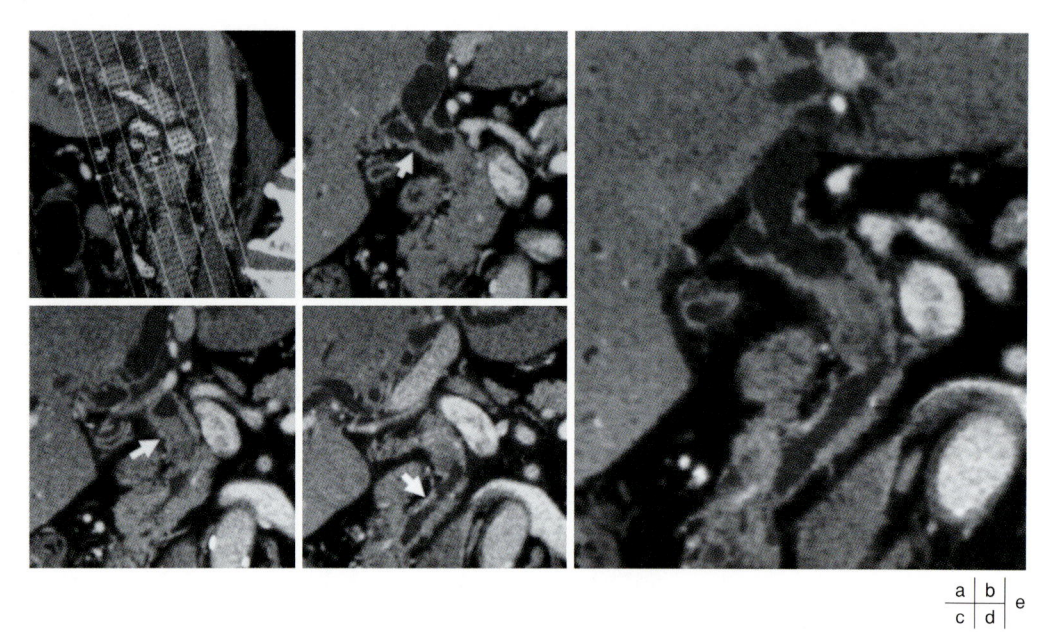

**図65** ■胆管癌症例のMPR画像とMin IP画像

a. 胆管のMPR画像作成のため、前額断像で胆管長軸方向に合わせたplaneを決定する。
b. 左右肝管分岐部での壁の不整が描出されている(矢印)。
c. 腫瘍内に狭窄した胆管像がみえる(矢印)。
d. 腫瘍より乳頭側の胆管が描出されている(矢印)。
e. 再構成のplaneを手動でわずかに変更し、Min IP処理した画像。腫瘍の肝側への伸展や、下部胆管とのつながりもよくわかる。

65-b～dである。詳細な再構成画像ではあるが、いずれも病変が一部欠けていたり、胆管の描出が不完全であったりして、病変と胆管との関係が十分描出できていない。そこで、このような固定の平面での再構成画像ではなく、病変と胆管との関係が良好に描出される面を手動で一枚一枚探し、その面での再構成画像を作成する。そして、さらに画像を理解しやすくするためにMin IP処理をする。この種の画像の作成には根気と時間が必要だが、図65-eのように、自動で作成されたMPR画像に比べて病変と胆管との関係が明瞭に描出でき、主病変から連続する粘膜病変が明瞭に描出されている。

　次の症例は、DIC-CTが有用であった中部胆管癌症例である。腹部超音波検査(図66-a)では、胆管の拡張と、中部胆管内に22 mmの腫瘤が描出されている。ERCP画像では、中部胆管に表面結節状で広茎性の陰影欠損がみられるが、その対側の壁には異常を認めない(図66-b)。ERCP直後にCTを施行し、そのERCP-CT画像から作成したサーフェースレンダリング画像(図66-c)でも、同様に中部胆管内に表面不整な隆起が描出されている。ERCPに引き続き施行した管腔内超音波検査(intraductal ultrasound；IDUS)では、総肝管(胆嚢管分岐部)の主病変は胆管内を充満し、その表面は不整形、対側の胆管には軽度の肥厚がみられた(図66-d)。仮想内視鏡画像では、左右肝管から右肝管にかけての粘膜は平滑であり(図66-e)、主病変の表面は不整、基部は広

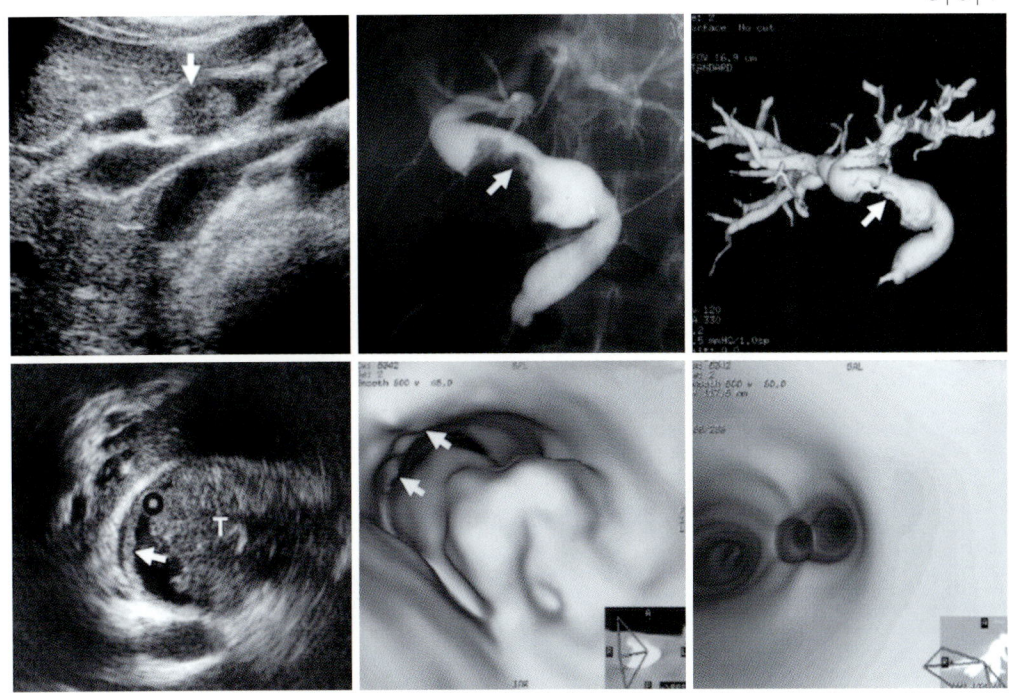

**図 66 ■胆管癌症例の各種画像**

a. 拡張した胆管内に、高エコーと低エコーを示す腫瘍が存在している（矢印）。
b. ERCP 画像。上〜中部胆管に陰影欠損像を認める。表面は結節状（矢印）。
c. ERCP 直後に撮影した ERCP-CT。ERCP とほぼ同等の画像が得られている。腫瘍の表面は結節状である（矢印）。
d. 管腔内超音波検査(IDUS)像。胆管の 2/3 周を占める腫瘍(T)。腫瘍と反対側の胆管壁にも肥厚がみられる。（矢印）。
e. 腫瘍は広基性で、表面は不整な結節状を呈している。腫瘍と反対側の胆管粘膜にも不整像がみられる（矢印）。
f. 腫瘍よりも肝側の右胆管を見上げた仮想内視鏡画像。粘膜は平滑で上皮内伸展はないと診断できる。

茎性で、対側の粘膜にも不整像がみられた（図 66-f）。病理組織標本でも、仮想内視鏡所見で指摘したように、主病変の対側に癌の伸展がみられた。

# 6. 膵　臓

## 1. 膵頭部十二指腸乳頭部近傍の描出

　膵実質は造影開始から約 40 秒後に最も良好に enhance され、enhancement のない胆管・膵管や、enhancement の弱い十二指腸壁、十二指腸乳頭とのコントラストが最も明瞭となる。MDCT はその短い時間内に一気に膵全体をスキャンできることから、膵胆管合流部近傍が詳細に描出できる。図 67 は乳頭部近傍の、スライス厚 1.25 mm の axial 画像であるが、徐々に描出される管が変化していき、最終的には十二指腸壁近く

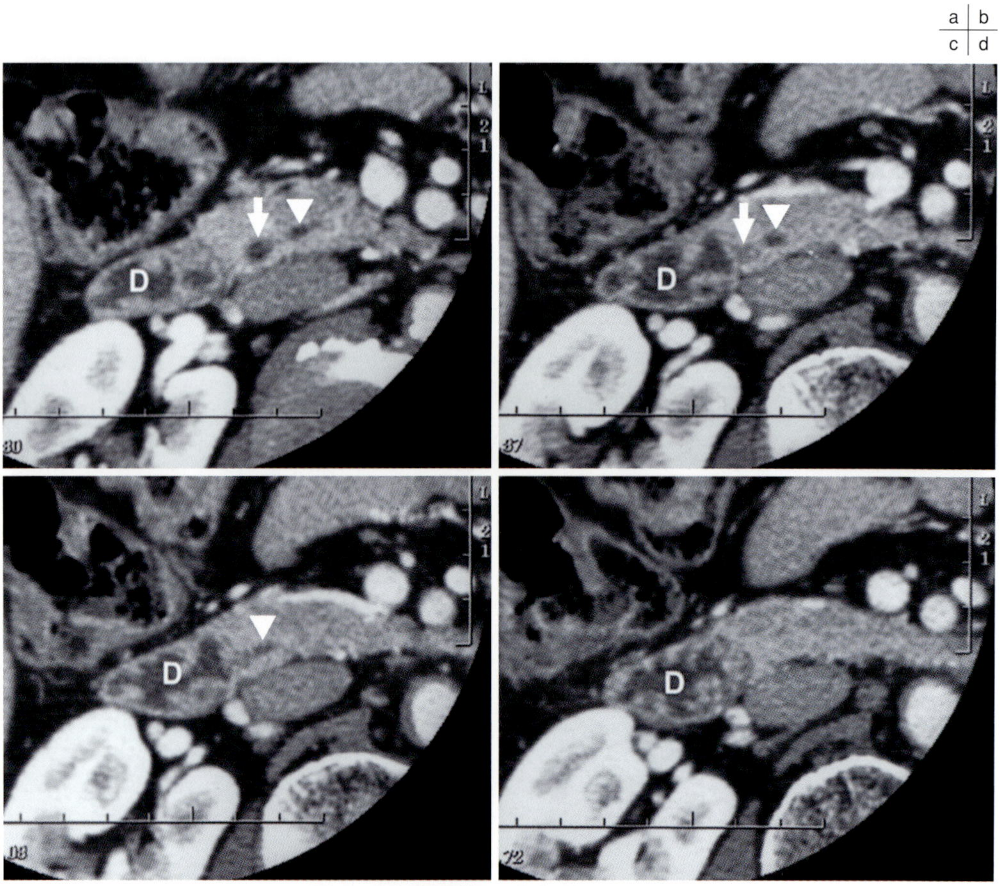

**図 67 ■ 乳頭近傍の膵実質 axial 画像**
a. 胆管（矢印）と膵管（矢頭）が描出されている。
b. 胆管（矢印）は内腔が狭くなり、膵管（矢頭）が近づいてくる。
c. 胆管は描出されなくなり、膵管も内腔が狭くなる（矢頭）。
d. 膵管も描出されなくなる。

D：十二指腸下降脚

で胆管・膵管とも描出されなくなる様子がよくわかる。では次に、膵管・胆管の合流部を描出した再構成画像はどのようなものになるであろうか。図68を見てほしい。図68-aは0.5 mmピッチで再構成したMPR画像、図68-bは別の症例のMin IP画像である。膵管と胆管は膵実質内では交わることなく十二指腸下降脚壁内に達している。このように、再構成するスライス面を、膵内の2つの管が両者とも描出できる面に合わせれば、図68のような膵胆管合流部の画像を作成することができる。

## 2. 膵・胆管合流異常

膵・胆管合流異常は、膵管と胆管が十二指腸壁内よりも膵実質側で合流し、膵液が胆管に逆流して慢性的に胆道系の炎症を惹起するため、胆道癌のハイリスクグループとされる疾患である。通常、膵胆管合流異常の診断にはMRCPや内視鏡的逆行性胆管膵管造影(ERCP)、超音波内視鏡(EUS)が必要だが、MRCPは画像解像度が低く、診断能はERCPに劣る。しかし、ERCPやEUSは侵襲度の高い検査であり、気軽に行える検査ではない。MDCT(thin slice)のaxial画像では、十二指腸乳頭部の詳細な情報が得られるため、axial画像だけでも合流異常の存在が明らかになる。正常の十二指腸乳

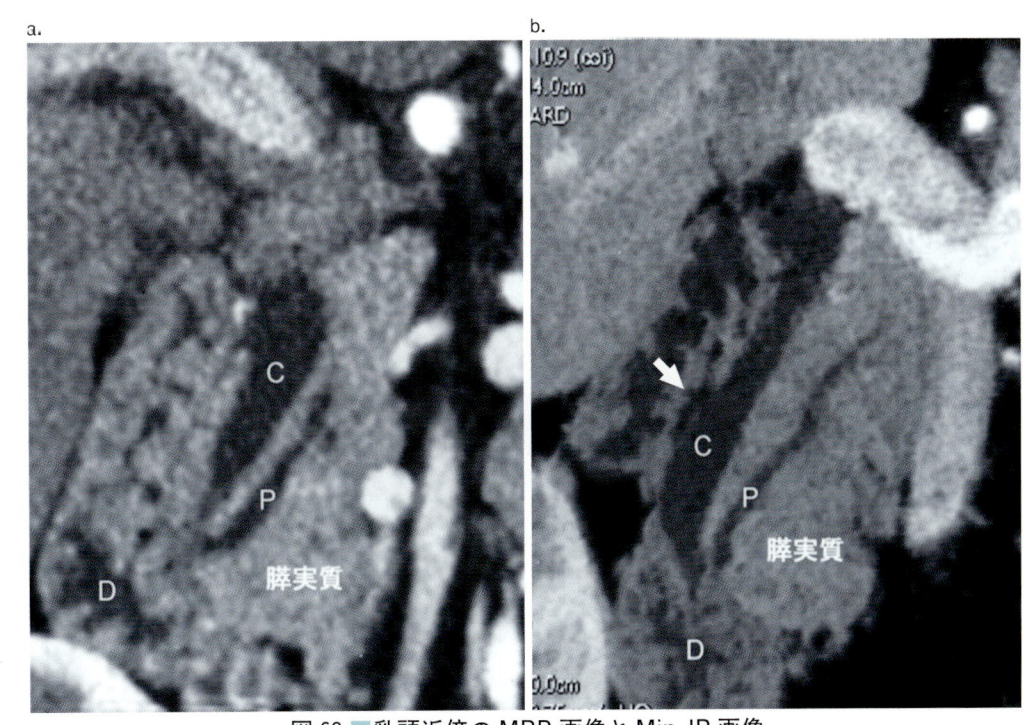

**図68** 乳頭近傍のMPR画像とMin IP画像
a. 膵胆管合流部を描出したMPR画像。胆管と膵管は交わることなく、十二指腸下降脚壁まで達する。
b. 膵胆管合流部を描出したMin IP画像。総胆管は十二指腸壁内でも拡張しており(矢印)、膵管も別に十二指腸壁に達している。
C:胆管、P:膵管、D:十二指腸下降脚

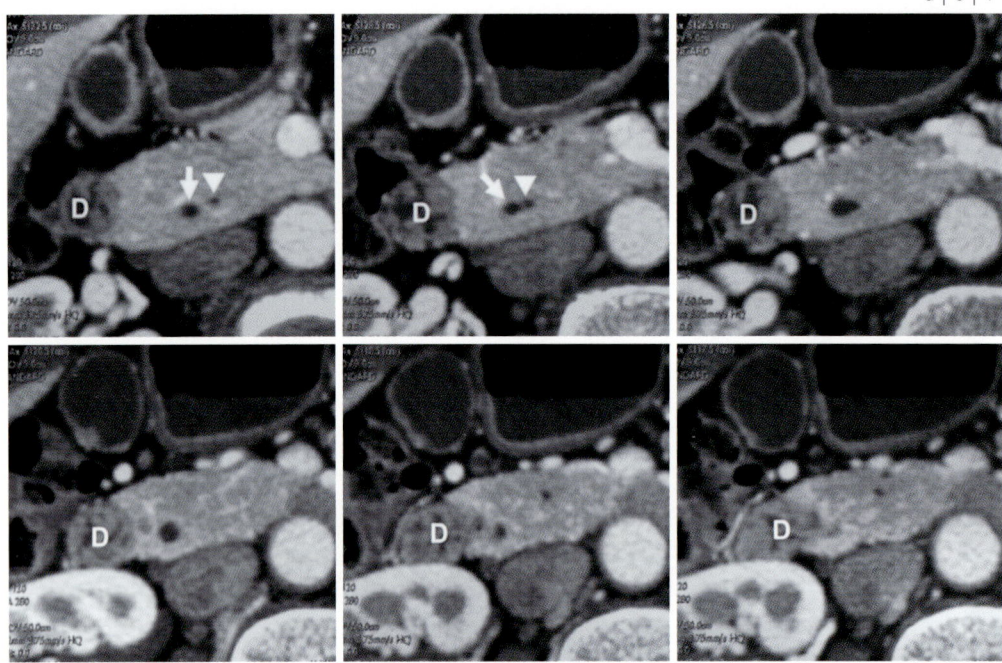

**図69** 膵胆管合流異常症例の axial 画像
a. 胆管と膵管が別々に描出されている。
b. 両者が徐々に近づいてくる。
c. 拡張した胆管に膵管が合流するところ。
d. 2つの管が合流し、共通管となった。
e. 共通管の内腔が狭くなってくる。
f. さらに内腔が狭くなり、十二指腸壁内に近づく。

矢印：胆管、矢頭：膵管、D：十二指腸下降脚

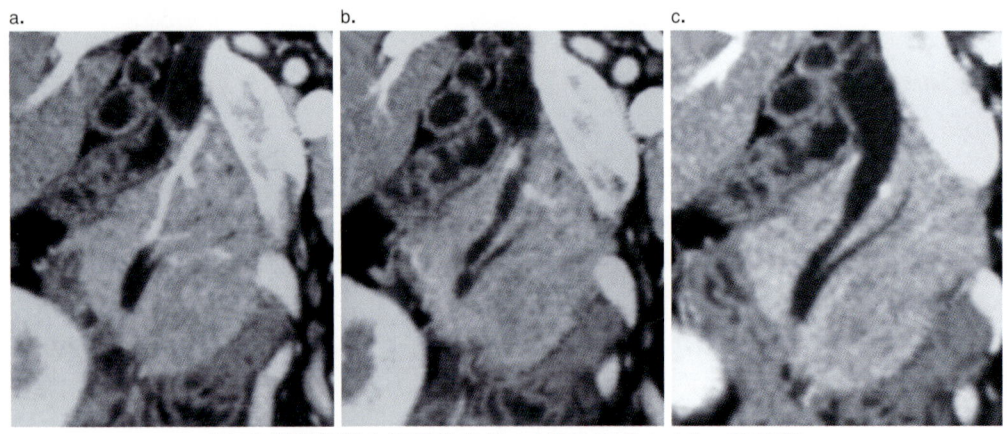

**図70** 膵胆管合流異常症例の MPR 画像と Min IP 画像
a. 膵胆管合流部の MPR 画像。胆管と膵管の合流部が明瞭に描出されているが、そこよりも末梢の管が描出されていない。
b. a よりもやや背側のスキャン。ここでは合流部の描出は不完全だが、その末梢の管はよく描出されている。
c. 7 mm 厚で作成した Min IP 画像。合流部、胆管、膵管ともきれいに描出された。

頭部近傍の axial 画像は図 67 に示したとおりだが、胆管と膵管は膵実質内で合流することはない。つまり、膵実質内で 2 つの管が合流すれば、それは合流異常と診断できる。図 69 はスライス厚 1.25 mm でのスキャンであるが、図 69-a では 2 つの管が別々に描出され、図 69-b ではその管が近接してきている。そしてやや拡張した胆管に膵管が合流し、共通管を形成している (図 69-c)。拡張していた共通管の内腔が徐々に小さくなり、十二指腸下降脚壁に近づいていっている (図 69-d、e)。では、MPR 画像ではどのように描出されるであろうか。図 70 は 2 つの管が両方同時に描出できる面での 0.5 mm ピッチの MPR 画像だが、一枚の画像に合流部と乳頭部近傍、および胆管、膵管を、ある程度の範囲をもって描出するのは難しい (図 70-a、b)。その点、ある任意の厚みをもったボリュームデータから最も density の低いボクセルの CT 値を抽出して作成される Min IP 画像は、その厚みの中での再構成となるため、奥行きのある 2 つの管の走行が 1 枚の平面画像に表現できる (図 70-c)。膵管と胆管は明らかに膵実質内で合流しており、簡単に合流異常と診断できる。このように、oblique MPR 画像を再構成するだけでは美しい画像が得られないことが多く、ある程度の厚みをもった volume data から Min IP 画像を作成した方がよいであろう。

### 3. 通常型膵癌

通常型膵癌は造影早期での enhancement が弱く、その時間帯でのスキャンでは、腫瘍と周囲の正常膵とのコントラストが明瞭となり、腫瘍の描出が容易である (図 71-a、b)。Axial 画像の volume data から再構成した Min IP 画像 (図 71-c) でも、膵管を取り巻くように存在する腫瘍が門脈にも浸潤していることがよくわかる。ERCP 画像 (図 71-d) と対比しても、膵管狭窄は Min IP 画像で正確に表現されている。MRCP との違いは、MPR 画像では拡張した膵管や胆管だけではなく、その拡張をもたらしている腫瘍の描出も同時に表示可能であるという点である。

MDCT は腫瘍の存在や拡がりの把握に有用であるだけではない。DIC-CT のように、既に管腔に充填された造影剤を利用して胆管像を作りあげるのと同様に、ERCP で膵・胆管に注入された造影剤を用いて、管の走行全体を把握することも容易にできる。これについては次の項目で述べることにする。

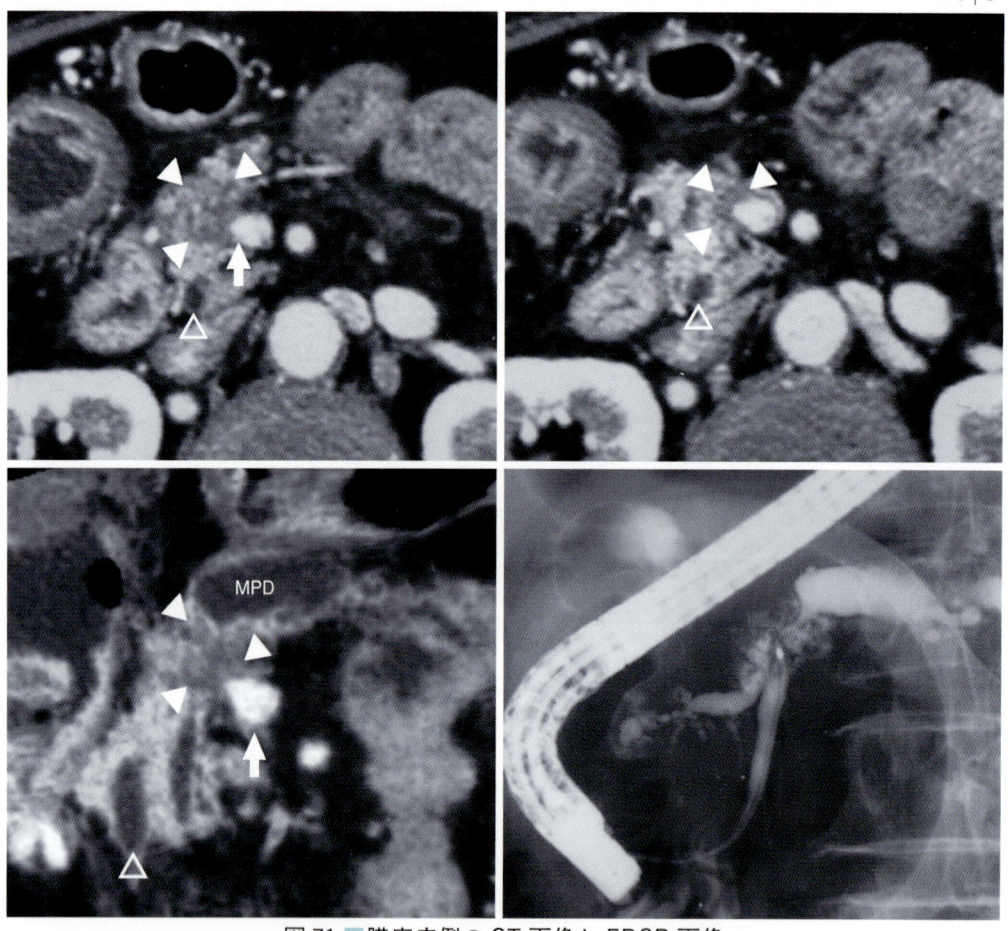

図 71 ■ 膵癌症例の CT 画像と ERCP 画像
a. 膵頭部に低濃度領域がみられる(矢頭▼)。上腸間膜静脈(SMV)は腫瘍の浸潤により変形している(矢印)。矢頭▽は総胆管。
b. a よりもやや下のスライス。矢頭▽は総胆管。
c. Min IP 画像。MPR 画像よりも腫瘍の範囲が明瞭であり(矢頭▼)、膵管(MPD)や SMV(矢印)との関係もわかりやすい。矢頭▽は総胆管。
d. ERCP 画像。膵管の狭窄はよくわかるが、腫瘍の範囲は不明である。

## 4. 膵管内乳頭粘液性腺癌

　膵管分枝から発生した膵管内乳頭粘液性腺癌の症例を図 72 に示す。拡張した膵体尾部膵管(図 72-a)、膵頭部腹側の、内腔面に隆起を伴う囊胞(図 72-b)、拡張した Wirsung 管(図 72-c)が描出されているが、それらの連続性に関しては axial 画像からだけでは判断が難しい。ERCP 画像をみても、膵頭部腹側にあると考えられる囊胞性病変は入口部しか描出されておらず、全体像を把握することができない(図 72-d)。ERCP 直後に CT(ERCP-CT)を行い、膵・胆管内に残存した造影剤を使ってサーフェスレ

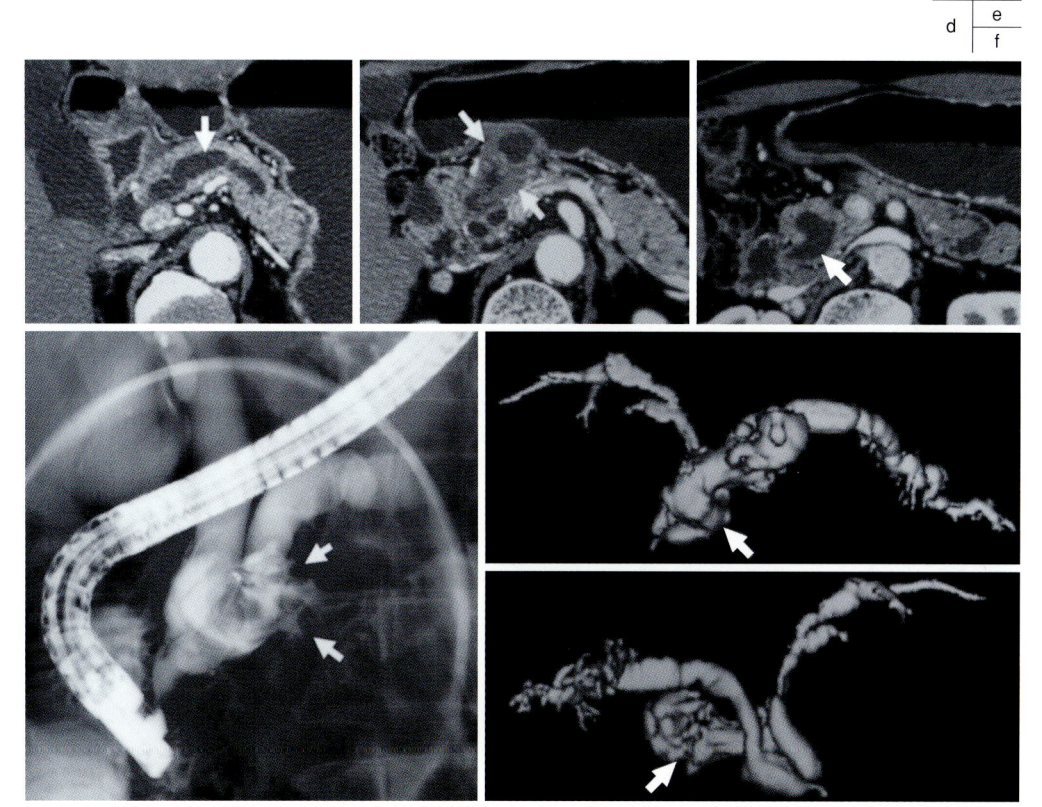

**図 72** 膵管内乳頭粘液性腺癌の CT 画像と ERCP 画像

a. Axial 画像。著明な膵管拡張を認める（矢印）。
b. a よりやや下のスライス。嚢胞状に拡張した分枝膵管の壁には肥厚を認める（矢印）。
c. Wirsung 管も拡張が著明である（矢印）。
d. ERCP 画像。CT でみられた、拡張した分枝膵管には造影剤の流入が不良である（矢印）。
e. ERCP-CT のデータを用い作成したサーフェースレンダリング画像。嚢胞性病変は、Wirsung 管に連続することがよくわかる（矢印）。
f. e の裏の画像。嚢胞内には不整な隆起があることがわかる（矢印）

ンダリング画像を作成したところ、膵管の全体像が容易に把握でき、嚢胞内に隆起があることもわかった（図 72-e、f）。切除標本では、嚢胞性病変は膵頭部の分枝の拡張で、ここに発生した膵管内乳頭粘液性腺癌であった。

# 7. 十二指腸

## 1. 乳頭部の描出とその工夫

　十二指腸乳頭は 5 mm 前後のものであり、通常のシングルスライス CT などでは描出ができないことが多い。さらに、MDCT を用いて thin slice で撮影しても全例で描出できるわけではない。例えば、図 67-d(110 頁)は、十二指腸乳頭が描出されているはずのスライスだが、実際には乳頭の輪郭を指摘できない。これは、十二指腸が収縮したため、乳頭が下降脚の襞の中に隠れてしまったり、検出できないほど小さかったりするためである。これを描出するためには工夫が必要である。われわれは被検者に検査直前に温水 500 ml を服用してもらい、その後腸蠕動をとめるために抗コリン剤などを投与している。これにより、十二指腸下降脚を拡張させ、さらに十二指腸の襞を伸ばしたままの状態にして、乳頭が隠れないようにできる。このようにして撮影した画像が図73 である。拡張した十二指腸下降脚に、膵実質に接するように low density area がみえる。その中心部には enhancement を認めるが(図 73-a)、これは乳頭部胆管の粘膜面の enhancement と考えられる。図 73-b は同一症例の Min IP 画像であるが、胆管、膵管、十二指腸下降脚、十二指腸乳頭、傍乳頭憩室が明瞭に描出されている。

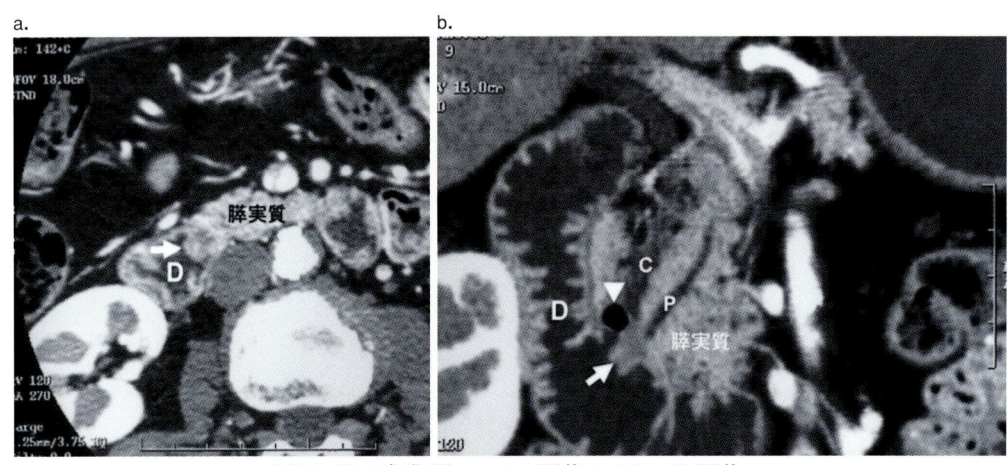

**図 73 ■ 正常乳頭の axial 画像と Min IP 画像**
a. 十二指腸乳頭の axial 画像。十二指腸下降脚は拡張し、膵実質に接するように十二指腸乳頭を示す low density area がみえる(矢印)。D：十二指腸
b. 十二指腸乳頭(矢印)と膵胆管合流部が同時に描出された Min IP 画像。乳頭は膵実質よりも enhancement が弱い。C：総胆管、P：膵管、D：十二指腸、矢頭：傍乳頭憩室

## 2. 膵頭部、十二指腸周囲の脈管の描出

　血管造影像は平面像であり、これを立体的に把握するのは困難である。図74は前下膵十二指腸動脈に発生した動脈瘤症例である。下膵十二指腸動脈(IPD)からの血管造影像(図74-a)で、膵アーケードに動脈瘤が描出されている。しかし、膵頭部を取り囲むような血管のアーケードが膵頭部の前と後ろにそれぞれあり、それらが前後に重なっているため、一平面での撮影ではどちらのアーケードに動脈瘤があるのか判断が難しかった。これを立体的に把握するためには、左前斜位(第二斜位)でもう一度血管造影を行い、2つの撮影結果からアーケードの前後関係を把握する必要がある。図74-bは同一症例のCT-angiographyであるが、血管の前後の重なりが立体的に表現されているため、動脈瘤が膵前アーケードに存在することが簡単に把握できる。CT-angiographyは通常の造影CTとまったく同じ時間で血管像を得ることができ、血管造影検査とは比べものにならないくらい浸襲度の低い検査である。膵アーケードの分枝の描出までは不可能であるが、本幹レベルの血管像が表現できればよいという条件であれば、CT-angiographyは十分な診断能を有する検査と考えられる。

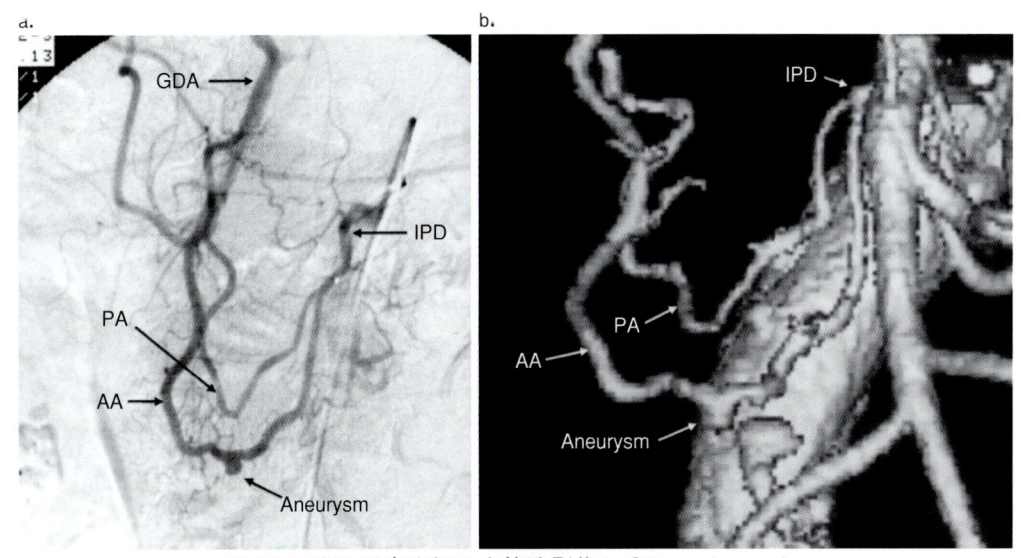

**図74 ■ 膵動脈瘤症例の血管造影像とCT-angiography**
a. IPDからの膵アーケード造影。前アーケードに動脈瘤がみられる。前後のアーケードが重なり、前後関係がわかりにくい。
b. CT-angiography。アーケードの前後関係は簡単に理解でき、動脈瘤は前アーケードに存在することがわかる。
AA：前アーケード、PA：後アーケード、IPD：下膵十二指腸動脈、GDA：胃十二指腸動脈

# CHAPTER 5 マルチスライスCT ―今後の展望―

## 1. 大　腸

### 1. 癌の Staging

　大腸疾患における CT colonography の意義は、まず大腸癌の staging にある。内視鏡検査と CT colonography の 2 つの検査で病変の位置関係、深達度、リンパ節転移の有無、支配血管など外科的切除に必要な情報を一通り得ることができ、時間・費用の効率化が可能であり、もはや術前の標準検査といえる（図 1）。MIP 画像により、5 mm 以下のリンパ節腫大でも血管と分離して腫瘤として描出でき、リンパ節の検出能は高くなった（図 1-d）。本例では内部 CT レベルの僅かなムラがあり、転移陽性であった。次の課題は、内部 CT 値の違いなどによる実際の転移の有無を診断する方法の確立である。

### 2. 立体表示

　CT colonography により実際に三次元画像解析はできるが、紙媒体もしくはフィルム上に表現する際には二次元表示になってしまう。ディスプレイ上では、軸を決めて回転させることにより立体表示が可能である。血管や腫瘍、他の臓器などを CT 値の違いにより明瞭に描出できるので(図 2)、これをホログラムなどの立体表示を行えば手術時のオリエンテーションはさらに容易になる。

### 3. Coloring

　空気の CT 値とのコントラストで腸管内の凹凸を表現することができるが、造影剤を用いると、血流が豊富な病変部は高 CT 値となり、単色の粘膜面に色づけをして、病変を強調することができる。このように coloring されれば病変の認識は容易である。現状では粘膜癌は明瞭ではないが、sm 癌では有効なことがある方法である。精度を上げて病変を容易に認識できるようになれば、効率化につながる（図 3）。

| | |
|---|---|
| a | b |
| c | d |

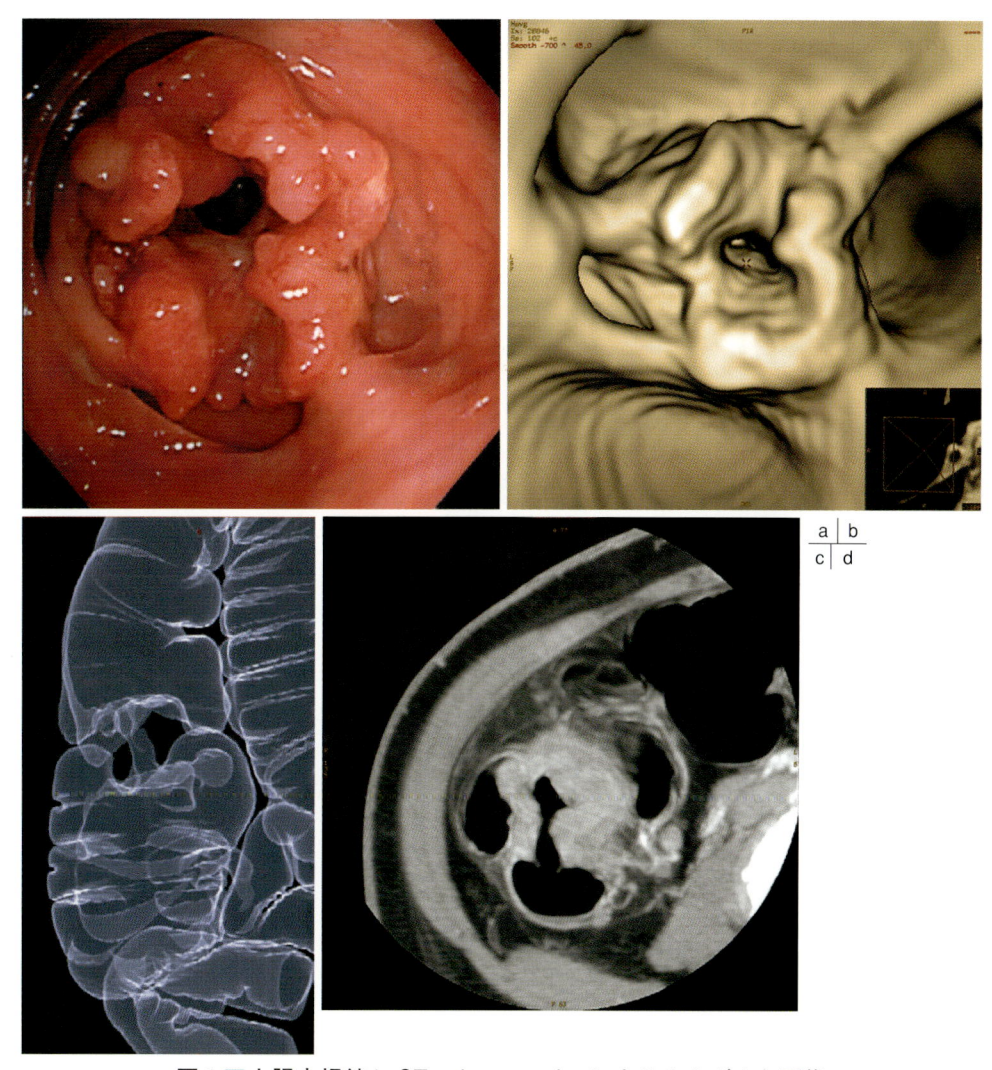

図1 ■ 大腸内視鏡とCT colonographyによるさまざまな画像
a. 内視鏡像：上行結腸の2型大腸癌。
b. 内視鏡像に対応する仮想大腸内視鏡画像
c. 注腸二重造影に対応する仮想注腸画像
d. MIP画像。通常の横断面の前後2 cmの情報を上書きしているので、血管は線状に追え、リンパ節は腫瘤として明瞭に描出される。造影像では斑上に内部のCT値が不規則である。

## 4. CT colonographyの画像診断支援

現状では画像構築・診断に相当な時間がかかる。病変部をより明瞭に表示し、画像診断支援が行われるように表示法の改良が試みられている。これが確立されればスクリーニング検査としても有用になろう。

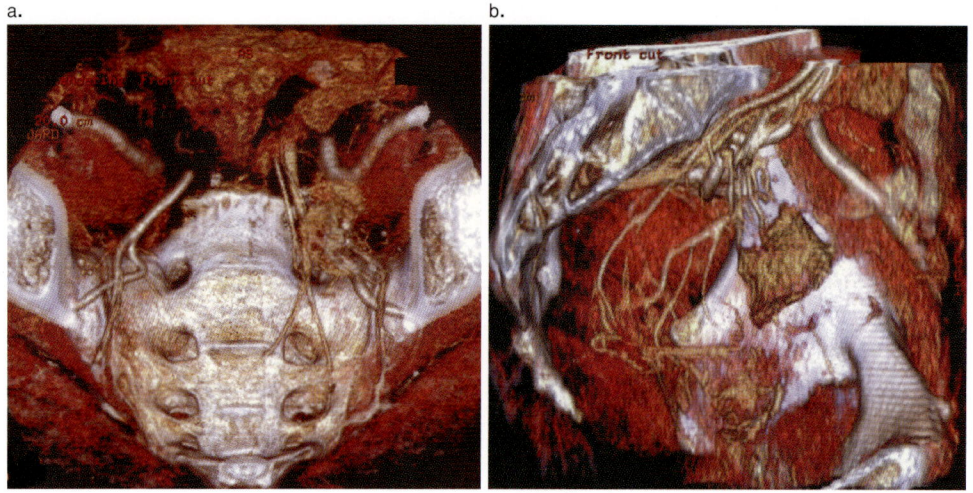

**図2 ■ S状結腸癌**
a. 下腸間膜動脈の分布と支配域の腫瘍血管影を認める。
b. 側面像。実際にはディスプレイ上に任意の位置で任意の軸で回転表示できる。

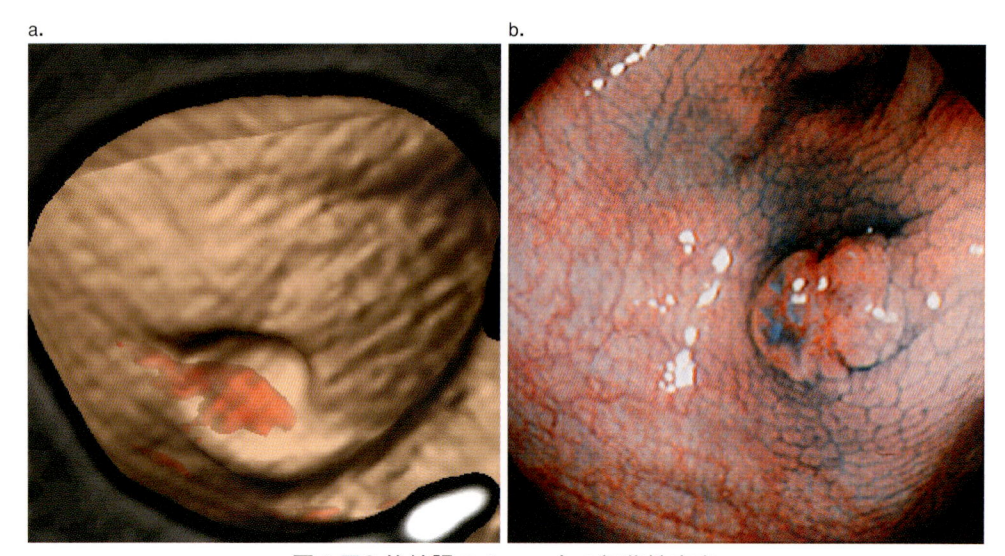

**図3 ■ S状結腸の5mm大の無茎性病変**
a. 中心陥凹・びらんを伴い、$sm_2$癌であった。血流が豊富なので、病変部に一致してcoloringが可能であり、病変部が明瞭になる。
b. 同病変の内視鏡像。解像度は内視鏡の方が勝る。

　画像処理については、ハード面・ソフト面ともに日進月歩の勢いで急激に進化・発展している。既に大腸癌診療にはCT colonographyは必須となっている検査であるが、検診としての利用も現実的になった。今後もさらに技術的改良が期待できる領域である。

# 2. 肝・胆・膵

　マルチスライスCT(MDCT)は今後の肝・胆・膵検査において最も重要な検査法の1つになると考えられる。その理由は、撮影・画像処理の高速化、解像力、特に空間分解能の向上、三次元画像などの再構築画像の作成、装置の普及性である。低侵襲的であるためスクリーニング検査としても利用できる可能性がある。しかし、このような優れた長所を有効に活用し、患者に利益をもたらして初めて、マルチスライスCTの存在意義があるといえる。

## 1. 肝・胆・膵領域のマルチスライスCTの現状

1. マルチスライスCTは大容量の情報を短時間に収集し、鮮明な画像を作成できる。4列のマルチスライスCTは長くても30秒間の息止め時間で肝・胆・膵領域はほとんどスキャンできる。8列、16列、64列となれば息止め時間が短縮し、高齢者でも支障なく検査を受けられる。検査時間は単純と造影を撮っても、10分あれば充分である。マルチスライスCTを有効に利用するためには、疾患に応じた撮像法で撮影しなければならない。微細な病変を観察する場合はできるだけ薄いスライス厚で撮像すべきである。膵、胆管、胆嚢領域は1.25〜2.5 mmのスライス厚、テーブルスピード3.75秒で撮影し、再構築は0.5〜1.0 mmで行っている。4列のマルチスライスCTで肝は病変の大きさに応じて、2.5〜5 mmスライス厚、テーブルスピード3.75〜7.5 mm/rot秒で撮影している。撮像法はスクリーニング検査なのか精密検査か、病変部と周囲臓器や血管との関係、手術適応の評価など、目的に応じて工夫する。

2. マルチスライスCTにより多断面変換表示(MPR)や血管、胆管・膵管の三次元画像の構築が容易になった。従来、MRIの専売特許であった任意方向の断面撮影がCTでも可能になり、CT診断の有用性が増した。マルチスライスCTは理論上1 mmの凹凸が識別できるため、濃度分解能だけでなく空間分解能も向上した。ボリュームレンダリング法やMIP法を用いて血管構築することで、血管造影と同様の像が構築でき、術前の血管造影は不要になりつつある。また、再構築像により立体的な把握が容易になった。Min IP法では膵管、胆管などの低吸収値を強調することで、膵管、胆管の画像構築が可能である。肝臓では腫瘍と横隔膜や周囲臓器との関係をみるためMPR画像は有用である。胆管、胆嚢は長軸に沿ってMPR画像を作成することで、壁の性状や全体像が把握しやすくなる。また、膵管や胆管の全体を同一平面で描出するカーブドMPR法やスラブ法という手法が利用でき、病変の評価に有用であ

る。膵液、胆汁を陰性造影剤として使えば、仮想内視鏡像が得られる。経静脈性胆管造影(DIC)後にマルチスライス CT を行い、サーフェースレンダリング法、ボリュームレンダリング法により三次元の胆管、胆嚢像が作成できる。これは胆道形態の評価に有用であり、侵襲的な内視鏡的逆行性胆管造影(Endoscopic retrograde cholangiography；ERC)に取って代わる検査になる可能性がある。仮想内視鏡検査は付加的な検査であるが、切除標本との比較では肉眼形態をよく反映しており、病変の拾い上げや診断に役立つ。胆道、膵臓は現実的に内視鏡検査で内腔を観察することが技術的に難しい領域であり、仮想内視鏡検査は、今後に期待がもたれる検査法である。

## 2. マルチスライス CT の問題点

1. CT のもつ優れた濃度分解能は、とりわけ肝・胆・膵の疾患の診断に有用である。しかしながら、病変と周辺組織とに吸収値の差が生じなければ、病変を認識できない可能性がある。例えば、線維質の多い膵癌は造影後に徐々に濃染することがあり、撮影のタイミングでは腫瘍と膵実質とが同じ吸収値になる。また、肝細胞癌も撮像のタイミングにより肝実質と等吸収域になるため、病巣が不明瞭化する。造影効果の少ない腫瘍は見逃される危険がある。胆嚢ポリープなどの隆起性病変は、横断画像だけでは実際の大きさよりも過小評価される傾向がある。適正な撮像法を理解すると同時に、マルチスライス CT の限界を知り、超音波や MRI なども有効に活用しながら、診断を進めることが大切である。

2. CT は静止画であり、ある時間を断面で観察していることになる。内視鏡的逆行性胆管膵管造影(ERCP)は膵管、胆管の動的な観察が可能であり、例えば膵管内透亮像が腫瘍か、結石か、粘液なのかを、体位変換や圧迫撮影で経時的変化を加味しながら判定できる。十二指腸乳頭は CT での描出が難しく、内視鏡検査で評価しなければならない。マルチスライス CT で膵管、胆管の評価もできるようになってきたが、必要な場合には多少のリスクを伴っても、ERCP、膵管・胆管の細胞診や生検を行わなければ、診断と治療方針の決定に誤りが生じることになる。また、明らかに総胆管結石であれば CT を行わず直ちに ERCP を行い、内視鏡的乳頭括約筋切開術(EST)、砕石術を施行するのが、無駄のない最良の手順である。

3. マルチスライス CT は大容量のデータを一気に収集するため、読影医は多くのフィルムを読影しなければならず、その負担は大きい。また、読影医が多断面、三次元画像などの新しい画像に精通することも必要である。胆・膵領域は細微な所見の解釈、拾い上げが必要になり、胆・膵疾患に精通した読影医の養成も必要であろう。一度の見逃しが、切除不能になることがある。

4．肝・胆・膵の CT 検査は造影剤の使用が必須である。ヨードアレルギーの頻度は 2〜3% にみられ、遅発性の副作用にも注意が必要である。ごく稀に、ショック症状を起こす可能性があるため、万全の体制で検査を行う必要がある。一方、ERCP は検査後の膵炎が問題で、重症化するケースもある。MRI でも造影は必要であり、撮像時間が長く、空間分解能もやや劣るという短所がある。

## 3. 肝・胆・膵疾患の診断におけるマルチスライス CT への期待と今後の運用

今日、肝・胆・膵疾患の診断法には、超音波、CT、MRI、ERCP、超音波内視鏡(EUS)がある。術者の技量に左右される検査も多い。また、従来の方法では胆・膵の早期癌を診断するのは難しい。例えば、1 cm 以下の膵癌、胆管癌を診断して切除しなければ予後は改善される見込みはない。肝細胞癌は B 型肝炎、C 型肝炎などの慢性肝疾患を背景に発生するため、患者サーベイランスのシステムが確立し肝細胞癌は早期発見することは可能になったが、胆道癌・膵癌は黄疸や腹痛で発見される進行癌がほとんどである。このような現状を踏まえて、濃度分解能と空間分解能に優れ、術者の技量に左右されないマルチスライス CT で検査をすれば早期診断につながる可能性がある。マルチスライス CT の普及は進み、至適な撮像法で肝・胆・膵の検査を行えば、より正確な診断のみならず胆道癌や膵癌の検診も可能になる。われわれは、既に健診センターの協力のもとマルチスライス CT による膵癌検診を開始した。

マルチスライス CT は短時間で多くの情報を収集することができ、安定した良質な画像が得られるようになった。より微細な所見を読み取る能力も要求され、新たな診断基準が必要になるかも知れない。さらに問題症例をネット相談できるシステムが構築されれば理想であると考える。

# 3. これからの消化器マルチスライス CT

## 1. CT 撮影 1 回臓器一括診断

2003 年 10 月 19 日の朝日新聞朝刊に「CT 撮影 1 回臓器一括診断」という見出しで一面に CT 診断の将来について大きく報じられた(図 4)。これは CT 検査を 1 回行うだけで、事前に病気が指摘された場所に加え、コンピュータが脳や肺、心臓、乳房、胃など各種臓器の異常の有無を一挙にチェックする画期的な画像診断支援システムである。このシステムの開発に東京農工大学、岐阜大学、名古屋大学、国立がんセンター東病院など 8 大学、2 病院が中心になって携わり、4 年後に試作モデルを完成させる計画となっている。システムが見つけ出した異常データを医師が詳しく調べることで、さまざまな病気の早期発見につながることが期待されている。また、食道、肝臓、胆嚢、胆管、膵臓など消化器系の臓器も含めて開発されることは間違いないと思われる。われわれの独自の研究で CT の画像データを用い、腹腔内脂肪の分布を調査することにより、早期に直腸癌などの癌を検出することができることもわかってきた[1]。MDCT や MRI などの最新の装置を使った検査では、1 mm 以下の間隔で画像データが発生し、1 回の検査で時には 1,000 枚以上にものぼる。この枚数では医師の目による読み取り能力をはるかに超えてしまうため、診断の対象としている部位以外の臓器の診断にはこの膨大なデータが使われることが少ない。計画ではこれらの未使用の画像データを使用し、関心領域以外の臓器を一括してコンピュータによって解析させ、異常を見つけ出し、医師の診断を支援するシステムを目指している。これまでに、乳房や肺、大腸の癌診断についてはコンピュータが画像診断して医師を支援するシステムが開発されている。ここでは大腸に関して、コンピュータ支援診断システムを含めた CT colonography の現況および今後の展望に

2003年(平成15年) 10月19日 日曜日 42224号

朝日新聞

CT撮影1回
臓器一括診断
東京農工大など8大学計画
未使用データ活用
4年後試作品

紙面から

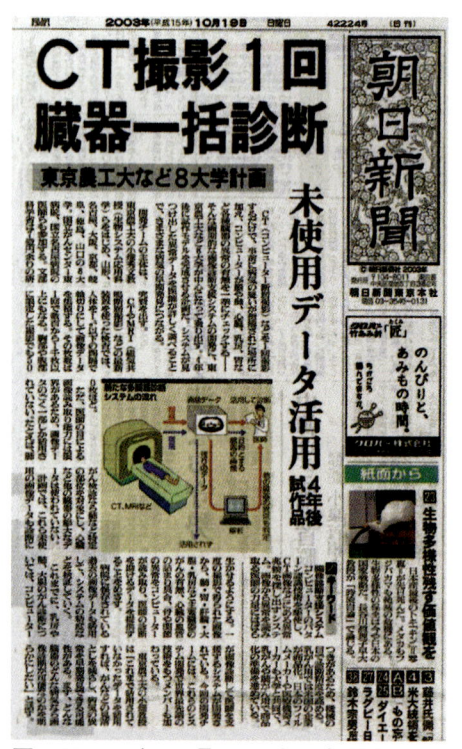

図 4 2003 年 10 月 19 日朝日新聞朝刊より

ついて記す。

## 2. CT colonography の現況

　現在のところ、CT colonography には3つの壁があるとされている[2]。1つは読影者が検査をよく理解しなければならないことである。経験者と経験の少ない読影者の間では診断能に差がみられ、読影時間にも顕著な差がみられるのが現状である。2つめはスクリーニングに適用させるときの診断能がまだよくわからないことである。これは、CT colonography による大規模なスクリーニングによる診断能の結果がまだ得られていないことによるものである。もう1つは現状では検査前に腸管洗浄が必要であることである。

　Pickhart らは CT colonography を大腸癌検出のスクリーニングに適用させるときの診断能および腸管洗浄のことについて報告している[3]。その中で1,233件の有症状の患者において、8～10 mm のポリープの検出に関して CT colonography は、光学式内視鏡より優れていたとしている。そして、便にタグを付けたデジタルバウエルクレンジング法は従来の腸洗浄に変えて実行可能であるとしている。しかし、Johnson[4] らが報告した703件の有症状の患者を用いたプロスペクティブなトライアルや、同じく Johnson[5] らが報告した18人の放射線科医による多くの施設におけるトライアルなど、他の大規模な試験では、読影者間の読影精度にばらつきがみられ、必ずしも同じ精度で病変の拾い上げができるとはいえないようである。

　ここに出てきたデジタルバウエルクレンジング法とはバリウムや水溶性ヨード系造影剤のような経口造影剤を前もって投与し、便を高い CT 値にして、ちょうど便にタグを付けたようにしてコンピュータ処理によって消去する方法である。コンピュータ的に腸管内を洗浄するためエレクトロニッククレンジングとも呼ばれている。正確に便を消去してポリープを検出するために、Pickhardt らにより開発が進められている[4]-[9]。

## 3. CT colonography のための CAD

　CT colonography のための CAD の開発は各大学、研究機関、企業において競って行われている。CAD はポリープの検出および mass の検出が主として行われており、セカンドオピニオンとして提供された CAD の情報は、人間の読影に対する診断能を向上させたり、読影者間のばらつきを減少させることができる。典型的な CAD は、①区分化：生成された3Dデータからのコロンの抽出[10]-[15]、②検知：ポリープ候補の検出[11]、③分類：ポリープ候補からの False-positive（以下、FP）の除去[13]、という3つの構成要素からなる。

　シカゴ大学では14人、5 mm 以上の21個のポリープ、トータル72人の背臥位と腹臥位の2方向撮影144のデータセットで CAD の検出能を調べた。その結果、データセットあたりの FP 0.7 に対し感度が95％ という結果を出している。また、2方向撮影

で、1人あたりの検出能で計算すると感度が100%という素晴らしい結果となっている[14]。

National Institutes of Health(NIH)では20人、3 mm以上の39個のポリープ、トータル40人背臥位と腹臥位の2方向撮影80のデータセットを用いCADの検出能を調べた結果、データセットあたりのFP 15.7に対し感度が90%という結果を出している[15]。

Gasthuisberg大学では9人、5 mm以上の15個のポリープ、トータル18人のデータを用いCADの検出能を調べた結果、データセットあたりのFP 4.1に対し感度が80%という結果を出している。この研究ではデジタルバウエルクレンジング法を用いて出された結果である[16]。

Stanford大学では9人、8.5 mm以上の14個のポリープ、トータル51人のデータを用いCADの検出能を調べた結果、データセットあたりのFP 7.9に対し感度が92.2%という結果を出している[17]。

このようにCADは高い感度、低いFPレートでポリープの検出が有望と報告され、5 mm以上のポリープで最高100%の感度が得られてる[14]。しかし、さまざまな施設の平均では1人あたり6 mm以上のポリープで70〜100%の感度レベルとなっている。最近の分析では10 mm以上のポリープで88%、6〜9 mmで84%の感度とされており、CADの感度は読影医とほぼ同等の成績となっている[18]。

## 4. CADの落とし穴

FPのほとんどは背臥位と腹臥位の2方向撮影を行うことによって、画像の比較が可能となり、便や空気の移動によって検証が可能となる。しかし、読影医が間違いやすい場所をCADも間違うという傾向がみられ、FPとして、襞、小腸および胃の残渣、回盲弁、大腸内の便が挙げられる。襞で問題となりやすいところはS状結腸の襞、2つの襞が交差する部分、十分に拡張されていない腸管内の襞である。特に回盲弁は先端が球状を示すことが多くポリープの断面に酷似しているため間違いやすいが、存在部位が回盲部に限定されているため、位置的に除外することが容易である。大腸内部の便はポリープと間違えられやすいが意外とFPは少ない。これは、便の中に空気が存在している場合が多く、区別がつくからであると考えられる[11)12]。

## 5. CADの将来

これらCT colonographyおよびCT colonographyのためのCADの報告がなされているが、現在のところCADのパフォーマンスの比較を行うのにはまだまだ不十分であるとされている。CADは低いFPのもと高い感度で、ポリープや腫瘍の検出成績を出しているが、さらなる技術の改善が続けられ、そして、大規模な臨床評価実験を行い有用性の検証が実施されていくことになる。CT colonographyのためのCADは、ス

クリーニングにおいて費用効果の高い診療サービスをもたらす可能性をもっていると考える。現在R2テクノロジー、シーメンス、フィリップスなどの企業が商業ベースでCADの開発が行っており、今後多くの企業が競って参加してくると予想される。また、CADの開発は大腸だけに留まらない。なぜなら既に、難易度がかなり高いと思われる胃に関しても開発が行われており、胆嚢、胆管、膵臓に関しても本書で記した内容がCAD開発の道しるべとなる可能性があると考える。今後大腸をはじめさまざまな臓器でCADの開発が進み、さらなる精度の向上が達成されれば、多くの読影医師の助けとなり、臨床現場になくてはならない存在になると思われる。

## 6. 今後のMDCT

　MDCTはさらなる多列化によって、より投影データ間隔の小さい低ヘリカルピッチでも高速かつ高画質の得られる装置が現れ、胸部から骨盤まで約100 cmを0.5 mmのスライス厚で10秒以内にスキャンできるようになると思われる。そして、現在のMDCTではaxial画像に特有のアーチファクトが発生し、そのためMPRをはじめさまざまな二次元、三次元画像に影響を及ぼしているが、このようなアーチファクトを極力抑えることができる高速のアーチファクト低減ソフトが提供されると考える。また、700〜1,000枚のaxial画像を用いて自動的あるいは半自動的に処理を行い、目的にあった二次元・三次元画像を1分以内に作成しネットワークを通じて医師のもとに供給できるようになるのは時間の問題である。一方、面センサーを用いた四次元CTの普及も進んでくると予想され、消化器検査領域に新しい展開をもたらすかも知れない。

　本稿を執筆するにあたり、シカゴ大学医学部放射線科(現ハーバード大学医学部放射線科)吉田広行先生の御協力を頂きました。深く感謝の意を表します。

◆文献

1) 小倉敏裕, 高津一朗, 根岸亮一, ほか：直腸癌検出のための腹腔内脂肪分布評価. 日放技学誌 6：印刷中, 2005.
2) Yoshida H, Dachman AH：Computer-aided diagnosis for CT colonography. Semin Ultrasound CT MR, pp 419-431, 2004.
3) Pickhardt PJ, Choi JR, Hwang I, et al：Computed tomographic virtual colonoscopy to screen for colorectal neoplasia in asymptomatic adults. N Engl J Med 349：2191-2200, 2003.
4) Johnson CD, Harmsen WS, Wilson LA, et al：Prospective blinded evaluation of computed tomographic colonography for screen detection of colorectal polyps. Gastroenterology 125：311-319, 2003.
5) Johnson CD, Toledano AY, Herman BA, et al：Computerized tomographic colonography；performance evaluation in a retrospective multicenter setting. Gastroenterology 125：688-695, 2003.
6) Pickhardt PJ, Choi JH：Electronic cleansing and stool tagging in CT colonography；advantages and pitfalls with primary three-dimensional evaluation. AJR Am J Roentgenol 181：799-805, 2003.
7) Zalis ME, Perumpillichira J, Del Frate C, et al：CT colonography；digital subtraction bowel cleansing with mucosal reconstruction initial observations. Radiology 226：911-917, 2003.

8) Lefere PA, Gryspeerdt SS, Dewyspelaere J, et al : Dietary fecal tagging as a cleansing method before CT colonography ; initial results polyp detection and patient acceptance. Radiology 224 : 393-403, 2002.
9) Zalis M, Yoshida H, Perumpillichira J, et al : Computer-aided polyp detection for minimal bowel preparation CT colonography ; pilot evaluation of peformance. Radiology 223(P) : 672, 2003.
10) Nappi J, Dachman AH, MacEneaney P, et al : Automated knowledge-guided segmentation of colonic walls for computerized detection of polyps in CT colonography. J Comput Assist Tomogr 26 : 493-504, 2002.
11) Yoshida H, Masutani Y, MacEneaney P. et al : Computerized detection of colonic polyps at CT colonography on the basis of volumetric features ; pilot study. Radiology 222 : 327-336, 2002.
12) Yoshida H, Nappi J, MacEneaney P, et al : Computer-aided diagnosis scheme for the detection of polyps in CT colonography. RadioGraphics 22 : 963-979, 2002.
13) Nappi J, Yoshida H : Automated detection of polyps with CT colonography ; evaluation of volumetric features for reduction of false-positive findings. Acad Radiol 9 : 386-397, 2002.
14) Nappi J, Yoshida H : Feature-guided analysis for reduction of false positives in CAD of polyps for computed tomographic colonography. Med Phys 30(1) : 592-1601, 2003.
15) Jerebko AK, Summers RM, Malley JD, et al : Computer-assisted detection of colonic polyps with CT colonography using neural networks and binary classification trees. Med Phys 30 : 52-60, 2003.
16) Kiss G, Van Cleynenbreugel J, Thomeer M, et al : Computer-aided diagnosis in virtual colonography via combination of surface normal and sphere fitting methods. Eur Radiol 12 : 77-81, 2002.
17) Paik DS, Beaulieu CF, Mani A, et al : Evaluation of computer-aided detection in CT colonography ; potential application to a screening population. Radiology 221(P) : 332, 2001.
18) Sosna J, Morrin MM, Kruskal JB, et al : CT colonography of colorectal polyps ; a metaanalysis. Am J Roentgenol 181 : 1593-1598, 2003.

# 和文索引

## あ

アイソトロピックボクセル 2
　──データ 9

## い

胃 30, 88

## う

ウインドミルアーチファクト 3, 4

## か

カーブド MPR 13, 54
カーブドスラブ Min IP 54, 55
ガストログラフィン希釈液 11, 13, 33, 38
仮想大腸像 63
仮想胆管鏡 48
仮想胆嚢鏡 47
仮想注腸 16, 19, 20, 65, 79, 80
　──像 18
仮想内視鏡 11, 20, 21, 26, 27, 37, 46, 47, 56
　──画像 9, 14
　──検査 122
仮想病理標本 25, 26, 27, 28
画像再構成 63
肝 121
肝・胆・膵検査 121
肝疾患 94
肝臓 39, 94
冠状断像 91
陥凹型病変 73
管腔 106
　──内超音波検査 108

## く

クローン病 90
空間分解能 123
空気注腸 62

## け

血管造影 117
　──検査 61
検出器の多列化 1, 4
検診 81

## こ

コントラスト法 73
コンピュータ支援診断システム 124
コーンビームアーチファクト 3, 4
弧状変形 81
合流異常 46

## さ

サーフェースイクストラクト法 45
サーフェースレンダリング 45, 48, 49, 102, 103, 104, 107
　──法 11, 12, 17, 24, 122
再構築画像 94, 121

## し

シュードトラクト 17, 19, 20, 34
　──像 18
支配血管の診断 67
十二指腸 33, 116
　──乳頭 116
小腸 36, 90
　──造影検査 90, 92
　──内視鏡検査 90
　──閉塞 90
深達度 67

## す

スクリーニング 81
スラブ厚 55
膵 121
膵アーケード 117
膵管内乳頭粘液性腺癌 115
膵癌 114
　──検診 123
膵臓 52, 110
膵胆管合流異常 111
膵胆管合流部 111

## せ

正常胆管粘膜 106
前処置 62
前投薬 62

## そ

走査 62
送気 15
総肝管 106
総和値投影 19
造影剤 63
側面変形像 70

## た

大腸 15, 58, 118
　──仮想内視鏡 16, 63
大腸癌 58
　──の存在診断 66
　──の Staging 118
大腸内視鏡 64
　──検査 60, 82
大腸表面型病変 73
台形状変形 81
胆 121
胆管 45

──癌　107
　　──結石　106
胆嚢　45,101
　　──管　106
　　──癌　104
　　──腺筋腫　103
　　──腺腫　101
　　──胆管二重造影像　45,46,47
　　──粘膜　101

ち

注腸　15,19,79,80
注腸造影検査　70
　　──的表示画像　71
注腸二重造影検査　59,70
注腸X線検査　82
超音波内視鏡　103
　　──検査　61

つ

通常CT検査　61

て

デジタルバウエルクレンジング法　125

と

透視投影法　18
　　──表示　16
動脈瘤　117

な

内視鏡検査　118
内視鏡的逆行性胆管造影法　45

に

肉眼形態別　84
乳頭部近傍　111,113

の

濃度分解能　123

は

バーチャル肝静脈内視鏡　42,43,44
バーチャル血管内視鏡　43,44
バーチャルパレンカイマデリート　56
　　──法　56

ひ

微小病変　73

ふ

フュージョン　41
　　──画像　41

へ

ヘリカルピッチ　2,4,7

ほ

ページング　4
　　──法　32,50

ほ

ボリュームレンダリング　32,40,41,48,49,66
　　──画像　66
　　──法　11,12,24,56,122
ポリエチレングリコール溶液　15,80
傍乳頭憩室　116

ま

マルチスライスCT　94,121
マルチボリューム法　40,44
マルチレイヤー法　31,40,45

め

メタルアーチファクト　3
免疫学的便潜血検査　81

も

モーションアーチファクト　3,14,44

り

リンパ節　67

れ

レイサム　19,34,46,48,50
　　──法　45
レンダリング　12

## 欧文索引

3 D-CT 58
　——二重造影画像 16
3 D-CTC 118,119
3 D-MPR-CT 16,20,30,
　31,32,41,50,51,65,88,92
　——画像 18,64

### A

Air image 17,19,25,30,
　31,34
　——画像 16
axial 37,39,40,48,53,54,
　110,112,113,116,127
　——画像 6,12,17
AZE 11

### B

BE 59

### C

CAD 125,126
Colonoscopy 60
coronal 13,20,23,24,36,37
　——画像 3
CS 60
CT-angiography 117
CT colonography 16,22,
　25,36,79,80,118,124,125,
　126
CT gastrography 30,89
Curved slab minimum intensity projection 54

### D

DCCT 63
DIC 49
DIC-3 D-CT 49
DIC-CT 13,49,50,101,
　104,105,107
DIC-CT image 102,107

Double contrast CT 63

### E

ERC 45,48,49,51,122
　——-CT 45,46,49
ERCP 50,54,103,104,105,
　108,113,114
　——近似画像 104
　——-CT 108,115
ERP 53,57

### F

FOV 2,48,49,52

### I

IDUS 108
IFOBT 81,82
IPMT 33,52

### M

Maximum intensity projection 13
　——像 66
MDCT 1,39,53,55,57,124
Minimum intensity projection 13
Min IP 13,53,107,108,
　111,112,116
　——法 34,46,54
MIP 13,22,23,24,46,66,
　119
　——法 45
MPR 4,11,16,19,32,44,
　46,52,88,95,100,102,107,
　111,112,127
MRCP 103,104
MTD法 12

### O

oblique 11,34,35,53
　——面 19
　——MPR 114

### P

Partial MIP 16,22,32
PEG溶液 15,80
Pseudo tract像 18

### R

Ray sum 19
Rotational MIP 24
round trip法 22

### S

sagittal 20,24,37
SSD法 12
Stage分類 84
Stratification phenomenon 50

### T

turn round 21
　——法 42

### V

VC 16,18,19,21,22,36,63,
　64,79
VCF 16,22
VE 30,93,103,104,105,107
　——像 33
Virtual place 11,39

CTおよび内視鏡検査者になくてはならない
## 消化器マルチスライスCT技術
ISBN4-8159-1715-9 C3047

平成17年3月25日　第1版発行

| 編　集 | ——— | 小　倉　敏　裕 |
|---|---|---|
| 発行者 | ——— | 松　浦　三　男 |
| 印刷所 | ——— | 株式会社　真　興　社 |
| 発行所 | ——— | 株式会社　永　井　書　店 |

〒553-0003　大阪市福島区福島8丁目21番15号
電話(06)6452-1881(代表)／Fax(06)6452-1882
東京店
〒101-0062　東京都千代田区神田駿河台2-10-6(7F)
電話(03)3291-9717(代表)／Fax(03)3291-9710

Printed in Japan　　　　　　　　　© OGURA Toshihiro, 2005

- 本書の複製権・翻訳権・上映権・譲渡権・公衆送信権（送信可能化権を含む）は株式会社永井書店が保有します．
- **JCLS** ＜㈳日本著作出版権管理システム委託出版物＞
  本書の無断複写は著作権法上での例外を除き禁じられています．複写される場合には，その都度事前に㈳日本著作出版権管理システム(電話03-3817-5670，FAX 03-3815-8199)の許諾を得て下さい．